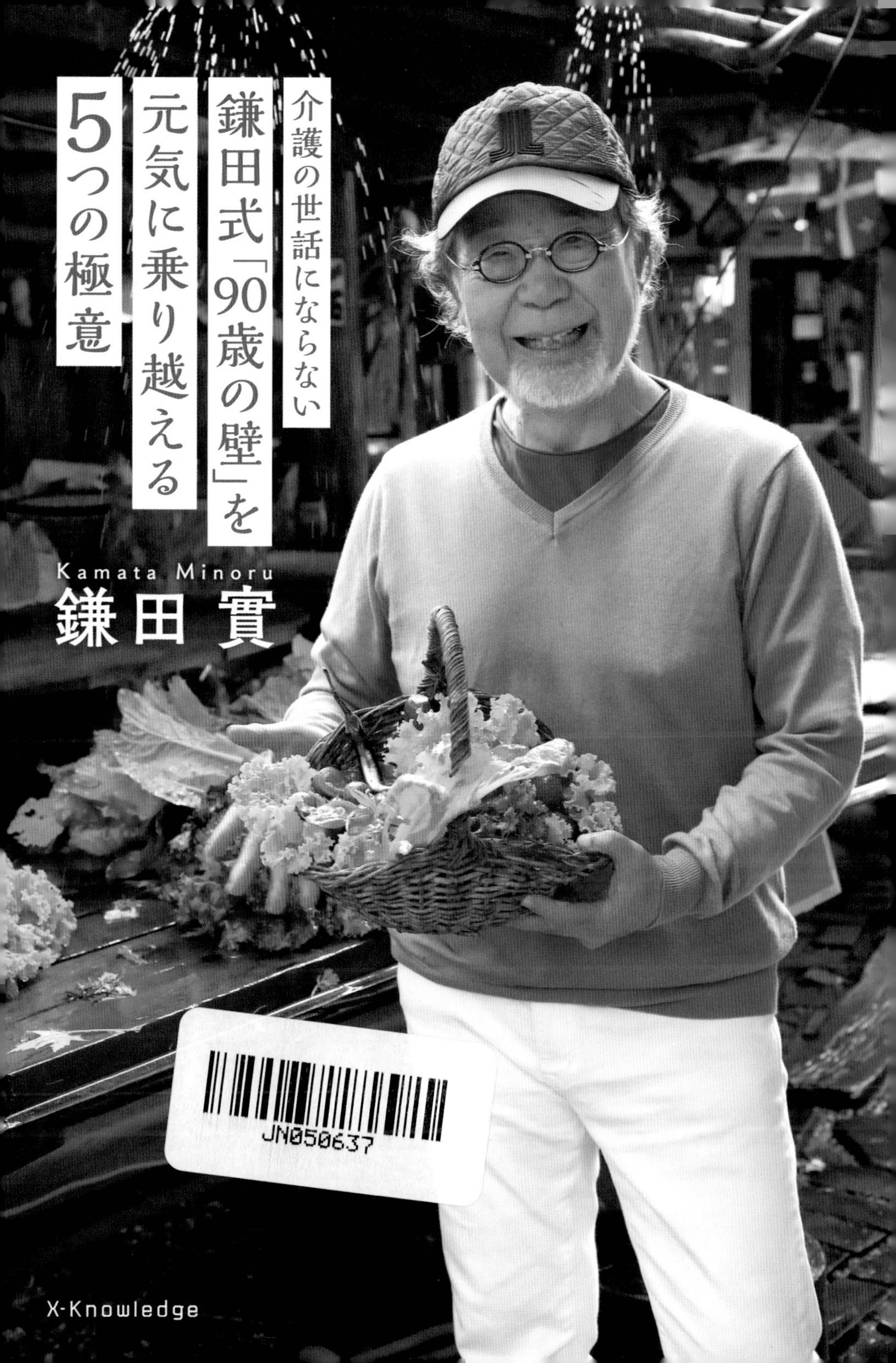

介護の世話にならない
鎌田式「90歳の壁」を元気に乗り越える5つの極意

Kamata Minoru
鎌田實

X-Knowledge

はじめに

「90歳の壁」。

50年近く健康づくり運動をしてきた僕にとっても手ごわい壁です。90歳を超えて、ただ長生きをするだけならば、それなりに長生きができる時代になりました。でも90歳を超えると介護保険のお世話になる人が50％を超え、認知症は男性が約4割、女性が約7割。そんな時代だからこそ、ピンピン元気に90歳の壁を越える鎌田式健康法を考えてきました。

なかでも一番大事なのが筋力。90歳になっても、1人でレストランに行ったり、温泉に出かけたいなら、筋力低下の予防がもっとも重要です。

それを実現するために僕が書いたのが『疲れない 太らない ボケない 60代からの鎌田式ズボラ筋トレ』という本。あの本に書かれていた筋トレを

90歳の壁をヒラリと超えるには「貯筋」が大事

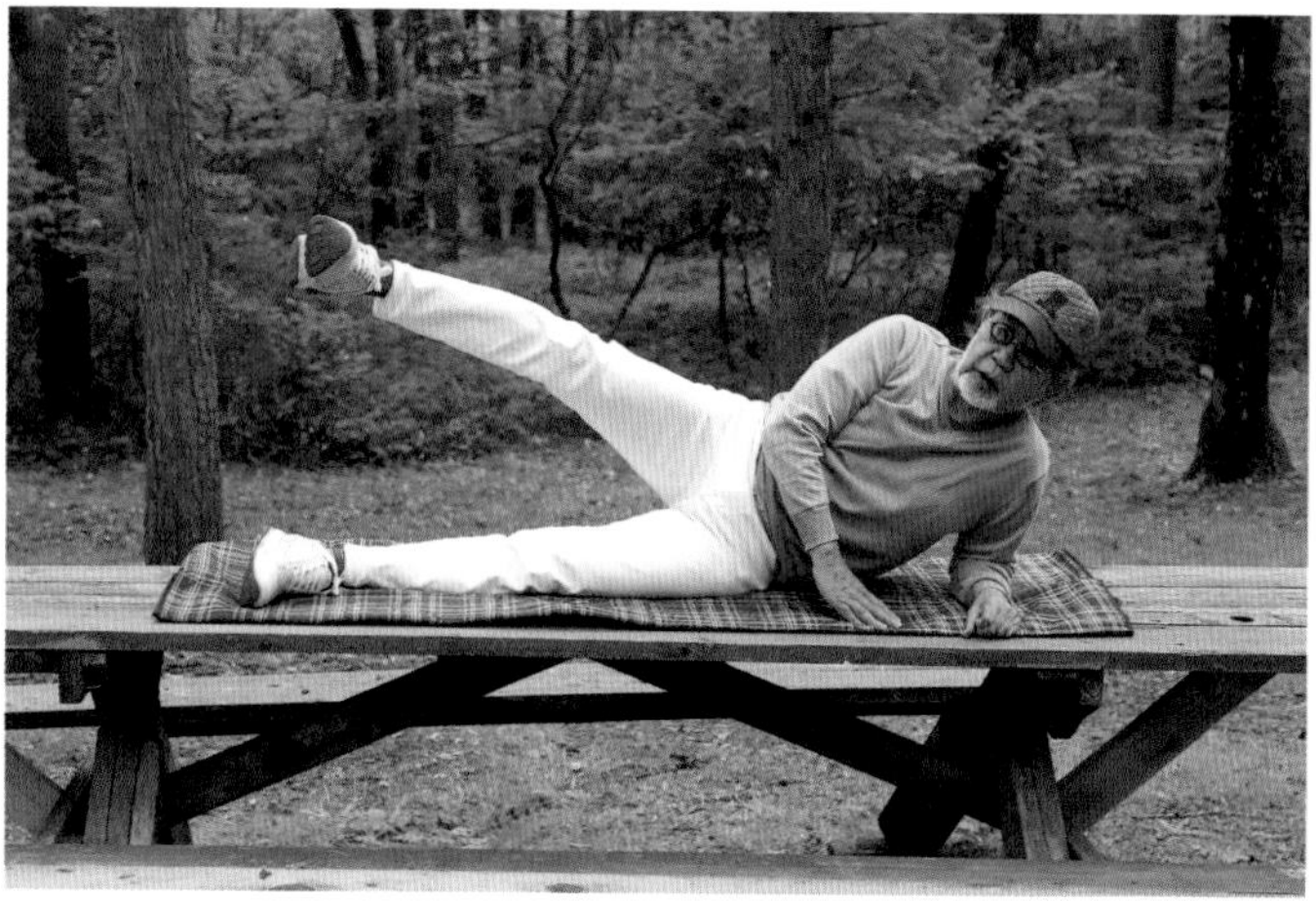

実践して、筋力アップした方も多いのではないでしょうか。でも同じことばかり繰り返していては飽きてしまいますね。そこで本書では、僕が最近始めた新しい筋トレをできるだけ多く紹介することにしました。これをやれば、90歳でもピンピン元気に歩ける筋肉が手に入るでしょう。

90歳まで元気でいるためには筋肉だけでは不十分。年をとると筋肉だけでなく、骨も弱くなります。高齢になってから骨折すると、そのまま寝たきりになることも珍しくありません。これらを防ぐために僕が提唱しているのが「①筋活・骨活」です。

　また、がんの予防やコロナなどの感染症の重症化を防ぐには免疫力が大事です。免疫力を高めるには腸を元気にすることが重要ですが、僕はこの活動を「②腸活」と呼んでいます。

　認知症も心配ですね。90歳になってもボケない脳にするための活動が「③脳活」です。

　高血圧や糖尿病、そして心筋梗塞や脳卒中も防ぎたいですね。それには血管を丈夫にすることが大事です。これは脈拍の脈をとって「④脈活」と名付けました。

　そして、年をとるとぐっすりと眠れない人が多くなります。そこで睡眠の質を高めて脳や体を休める活動を「⑤眠活」と名付けることにしました。

　この「鎌田式5つの活」をわかりやすくまとめたのが本書です。90歳は長寿のための最大の壁といえますが、5つの活で90歳の壁をピンピンヒラリと乗り越えていきましょう。

5つの活を継続すれば高齢期を心身ともに健康に過ごせる

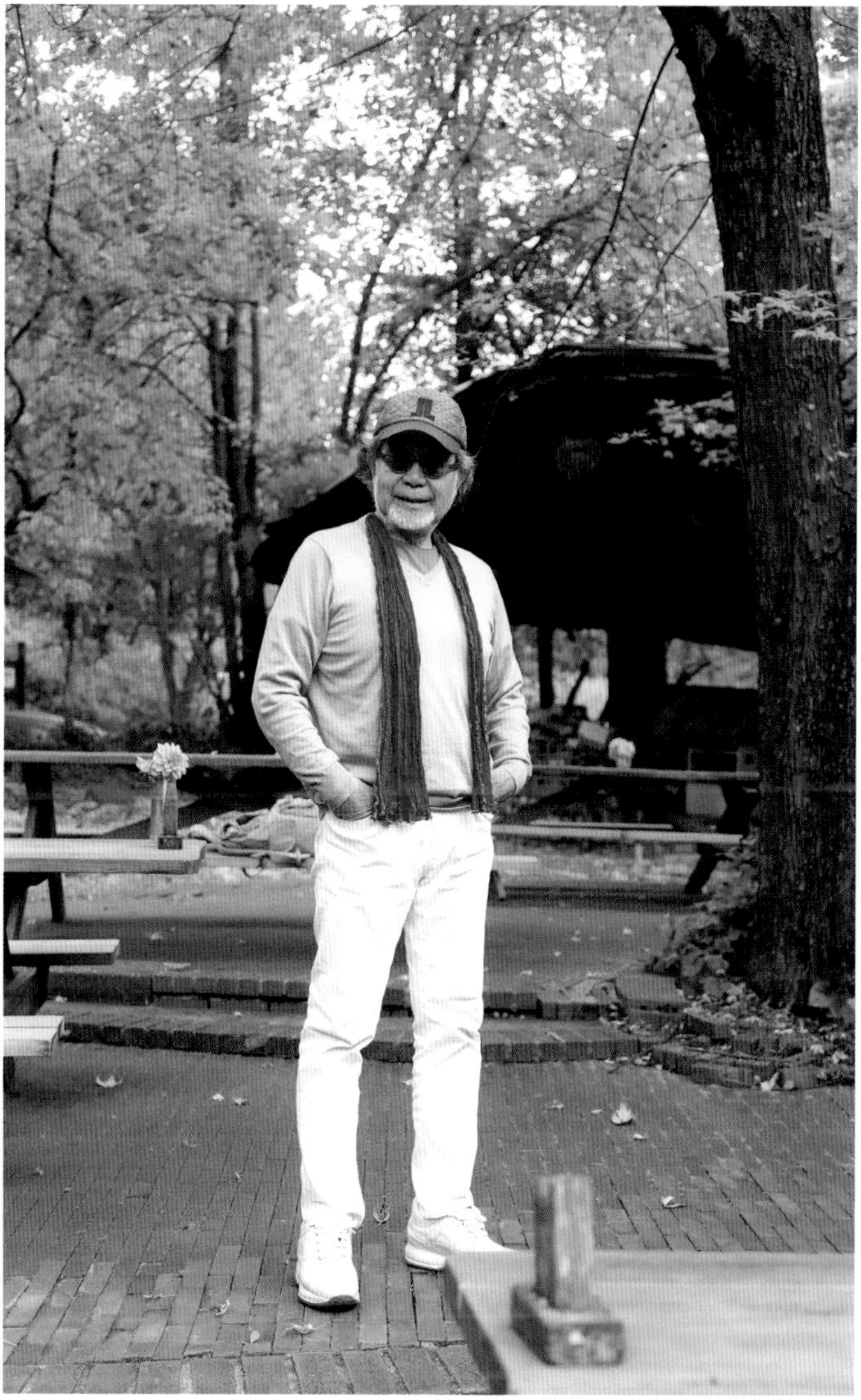

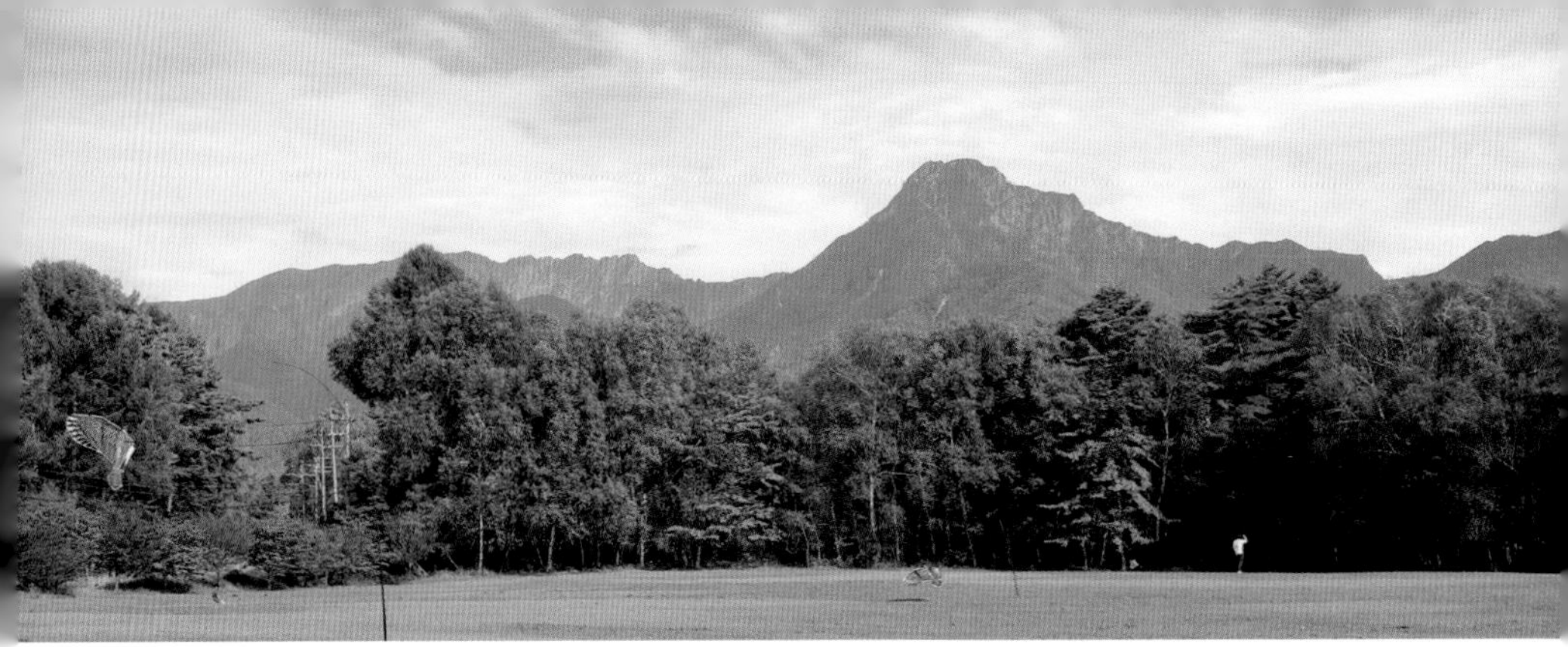

目次

第1章

筋活・骨活

筋肉と骨を強化して寝たきりを防ぎ90歳になっても歩ける足腰をつくる

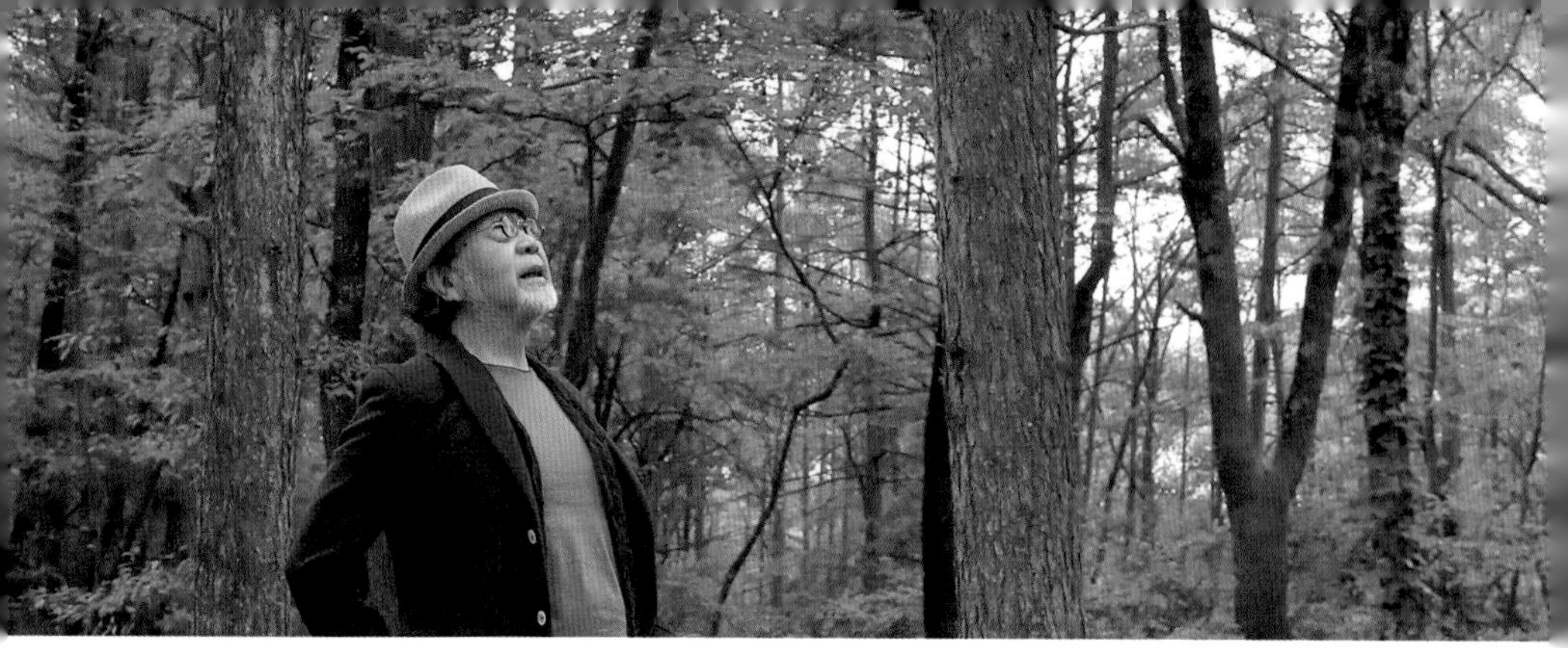

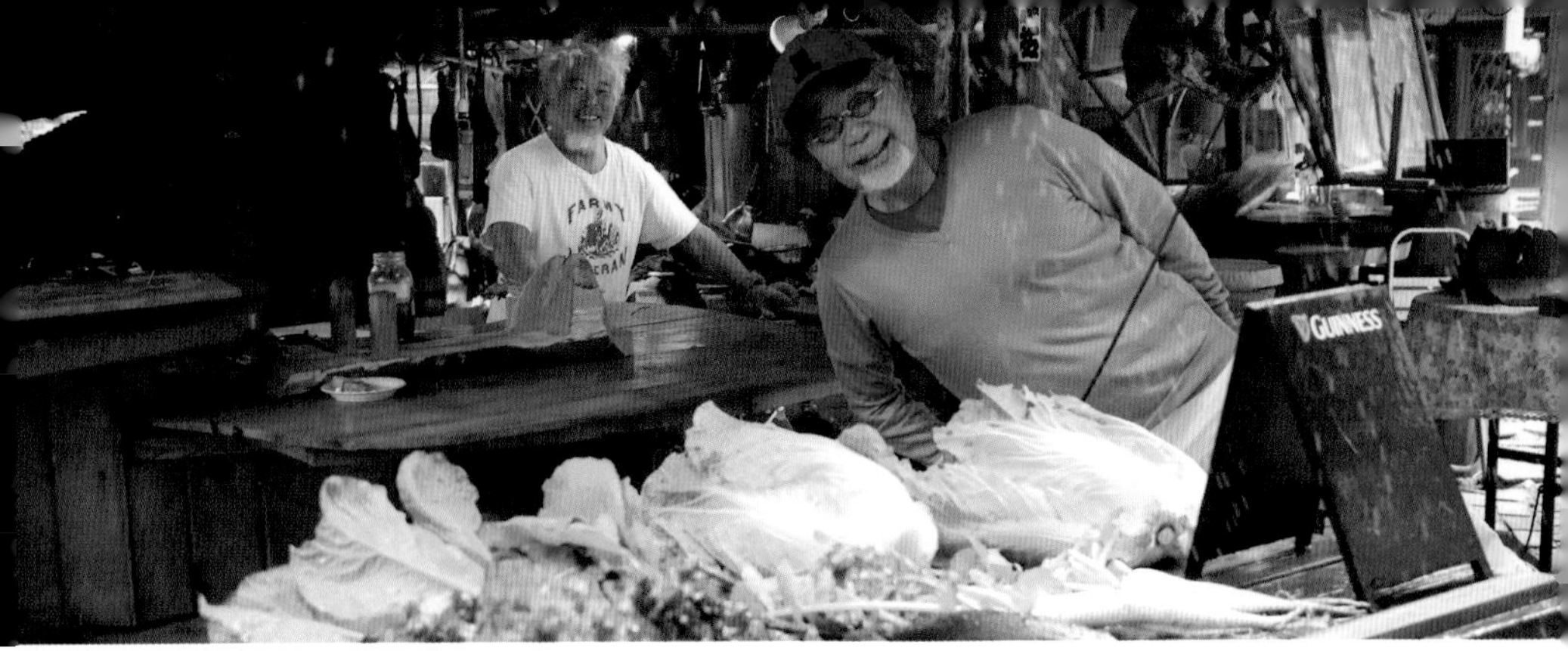

第2章

腸活

免疫の要である腸を活性化して
がんや感染症に負けない体をつくる

第3章

脳活

脳の機能を活性化する生活習慣で
90歳でも認知症にならない脳をつくる

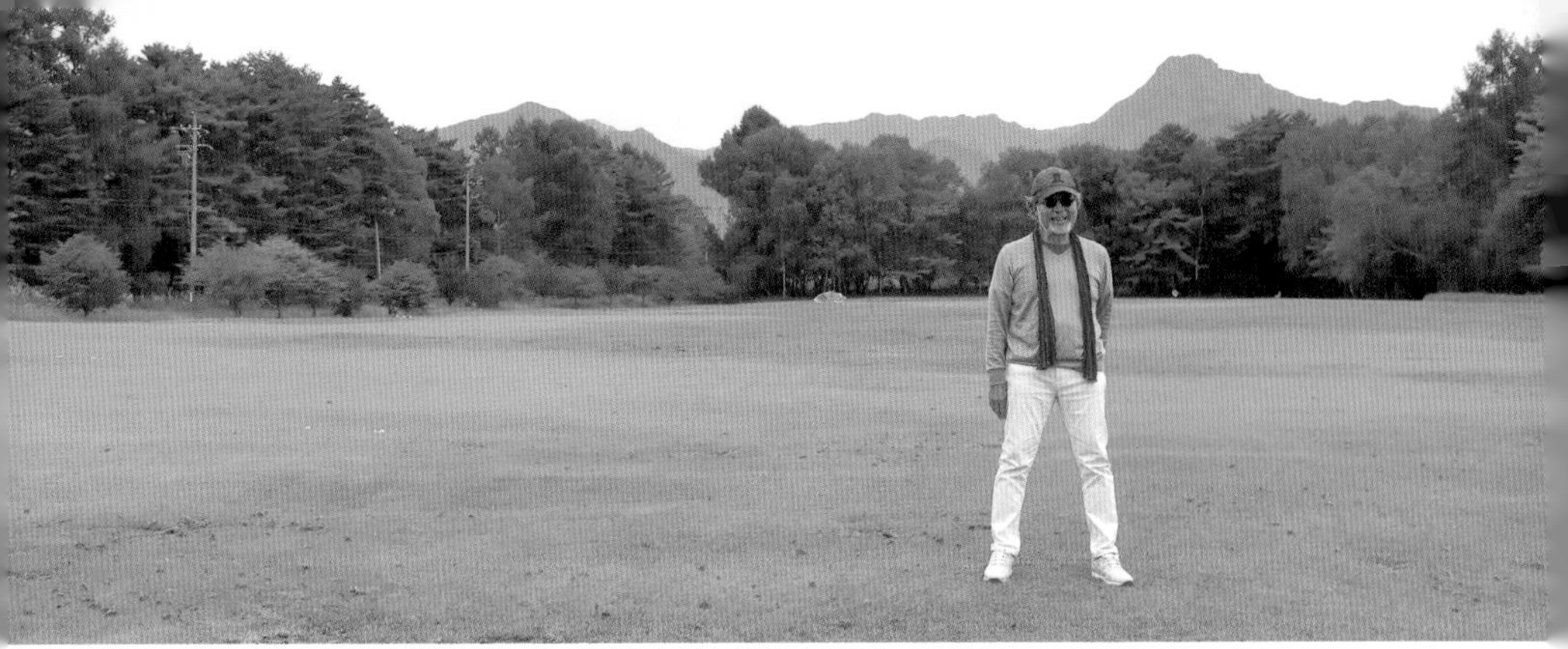

＊本書の運動を実践される方は、ご自分の体力などに合わせて、
決して無理をしないで、できる範囲で行ってください。

筋トレ監修
長谷川 観（はせがわ・みかた）
NSCA認定パーソナルトレーナー、
鍼・灸・あん摩マッサージ指圧師
パーソナルジム「UTOPIAN」
「GOLDEN ERA」代表

デザイン　田中俊輔（PAGES）
編集協力　福士 斉
撮影　渡辺七奈
イラスト　小林孝文（アッズーロ）
撮影協力　カナディアンファーム（長野県諏訪郡原村）、
川上槇二郎
編集　加藤紳一郎
印刷　シナノ書籍印刷

第 1 章

筋活・骨活

筋肉と骨を強化して
寝たきりを防ぎ
90歳になっても歩ける
足腰をつくる

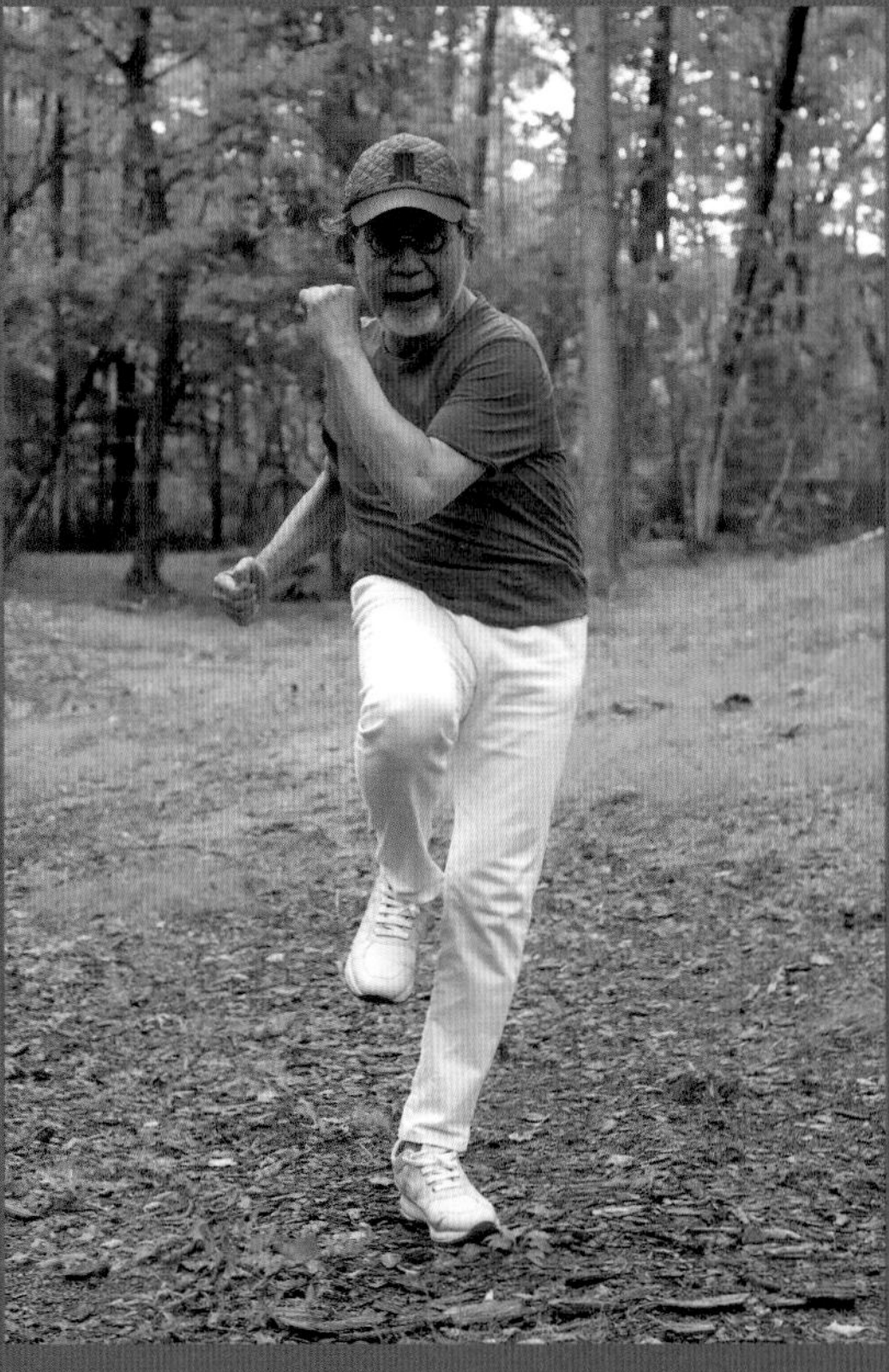

90歳になっても1人でレストランに行ける**筋肉**を強化しフレイルを防ぐのは老化予防の基本

筋肉が減ると歩けなくなる

筋活とは筋肉を増やして、90歳になってもピンピン元気で歩けるようにする活動のこと。僕は「貯筋」という言い方をすることもあります。

いきなりですが、サルコペニアという言葉を聞いたことがありますか。「サルコ」は筋肉、「ペニア」は減少という意味。加齢などによって筋肉量がひどく減少し、身体機能が低下する病態です。フレイル（虚弱）や要介護状態にもつながるため、サルコペニアの予防が注目されています。加齢や座っている時間が長いなどの不活発な生活、栄養不足などが、サルコペニアの原因で、ある統計によると、65歳以上の高齢者の6～12％がサルコペニアであるとされています。さらに、75歳以上になると、急激に増え、80歳を過ぎると60％にも上るといわれています。

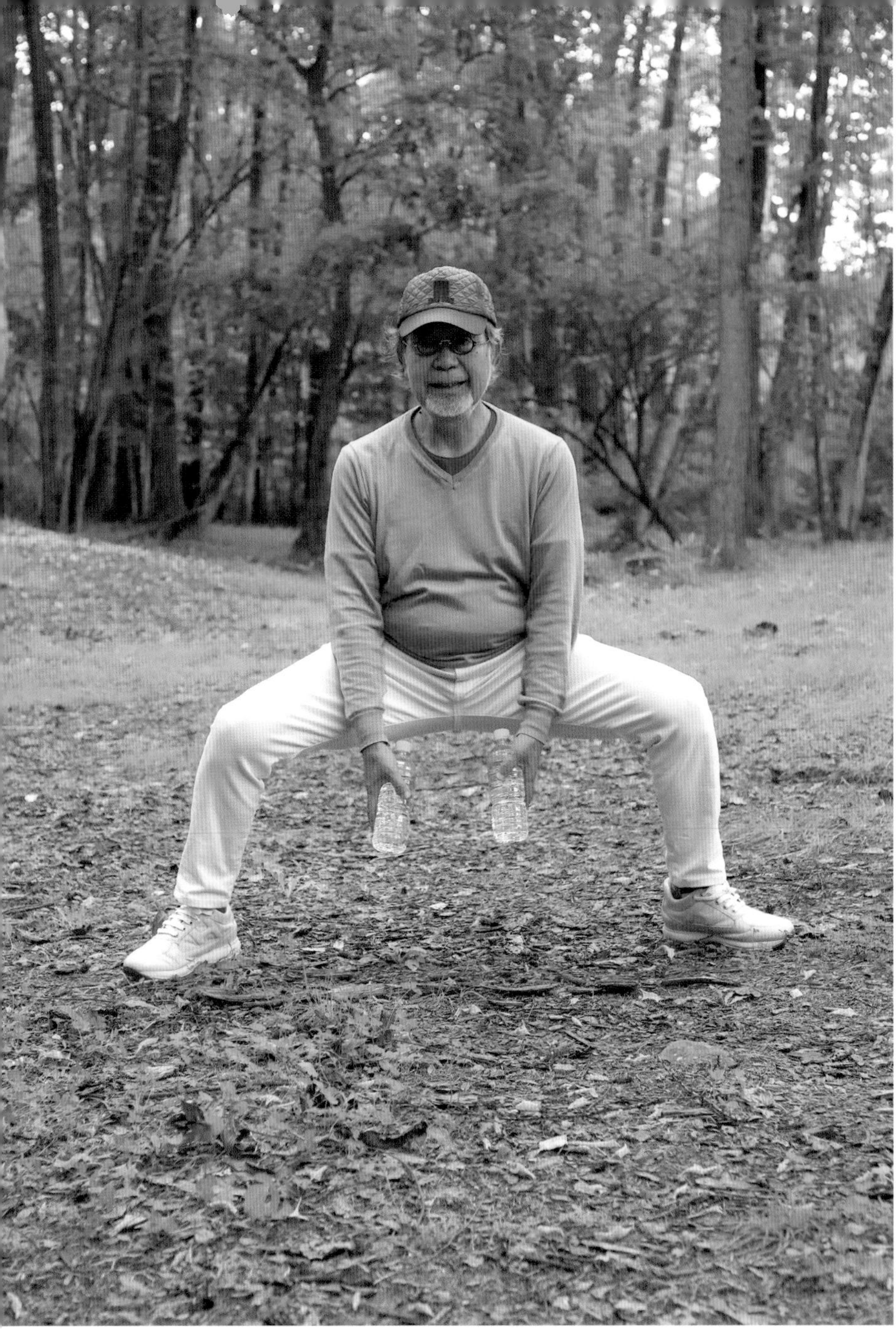

太ももの筋肉を強化する鎌田式超ワイドスクワット（やり方は20ページ）。ペットボトルを重りにすると、より負荷がかかり効果抜群

運動しないと筋肉はつかない

サルコペニアになると、歩くスピードが遅くなる、歩くときに杖が必要になる、といった症状が目立ってきます。このようなロコモ（ロコモティブ・シンドロームの略、運動機能が衰えている状態）は、心肺機能を低下させ、全身の老化を進めて、要介護の原因になります。介護保険のお世話にならないためにも、筋活をしてサルコペニアの予防を心がけることが大事です。

イスから片足で立ち上がれるかどうかは、脚の筋力の衰えをチェックする簡単な方法の1つです。高さ40㎝くらいのイスに座り、片足で反動をつけずに立ち上がり、そのまま3秒キープできれば問題ありません。一方、できない人は、体のバランスを保つ筋力の低下が始まっている可能性があります。

また手指が痛いわけではないのに、ペットボトルのふたが開けづらくなった人も要注意です。握力は全身の筋肉の状態を反映しているといわれています。ペットボトルのふたが開けられないなど握力が低下している人は、全身の筋肉も衰えている可能性があるのです。

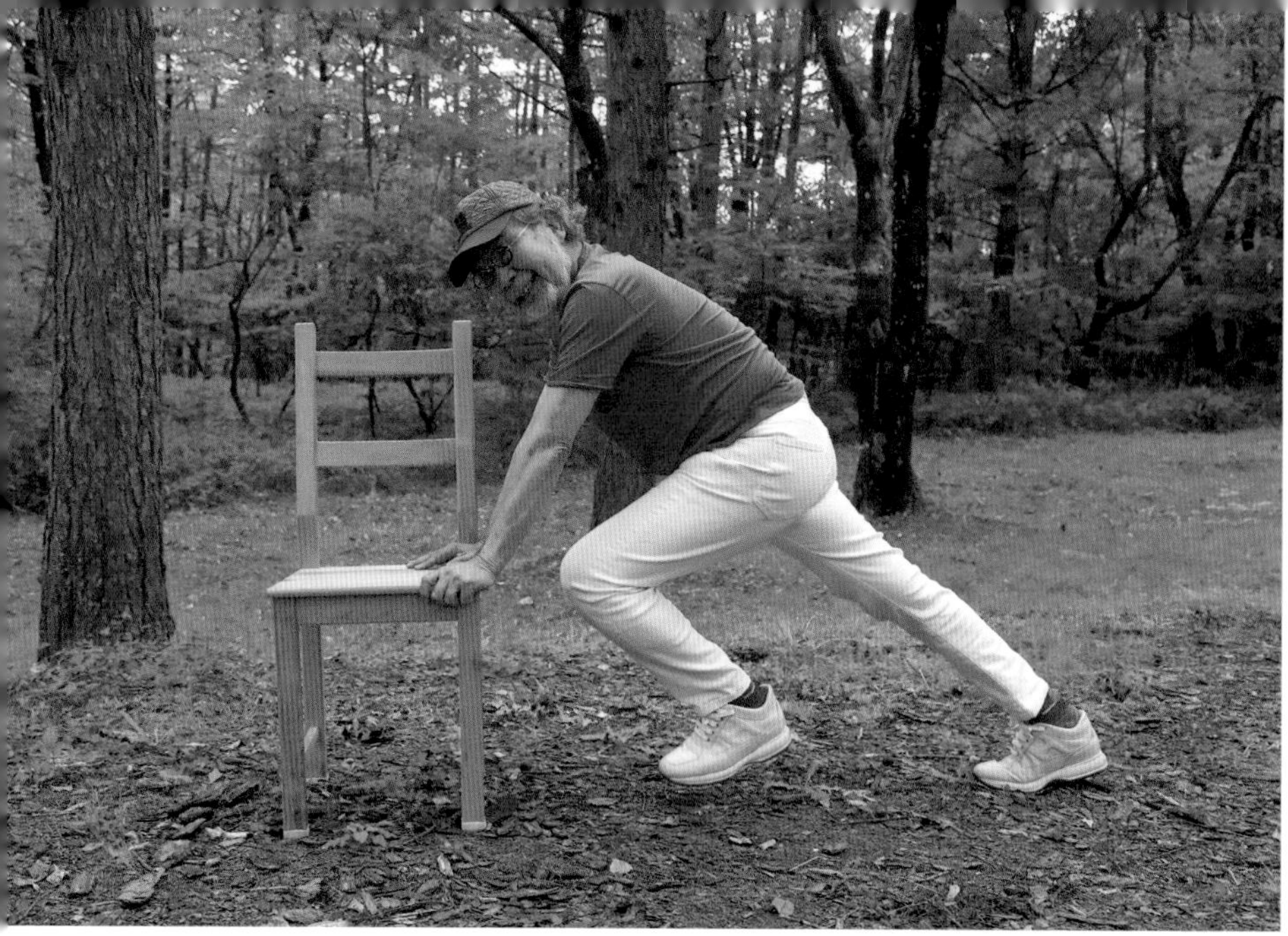

やや難易度が高いマウンテンクライマー（やり方は42ページ）

僕は68歳のとき、片足での立ち上がりができませんでした。

そこで毎日、スクワットなどの筋活を行うことにしました。それからは筋肉量が増え、片足での立ち上がりが楽々できるようになりました。歩くスピードも速くなり、趣味のスキーの腕前も一段上がったように思います。

僕は48年前に医師になってからずっと、地域の健康づくり運動に取り組んできました。

今でこそ長野県は健康長寿県として知られていますが、かつての長野県民はとても短命でした。ここから脱出するために、僕たちが訴えてきた活動の1つが筋活（運動）です。

筋活をはじめ新しい生活習慣を始めるには、これまでの行動を変える。つまり、行動変容をどう起こすかが大事なことです。

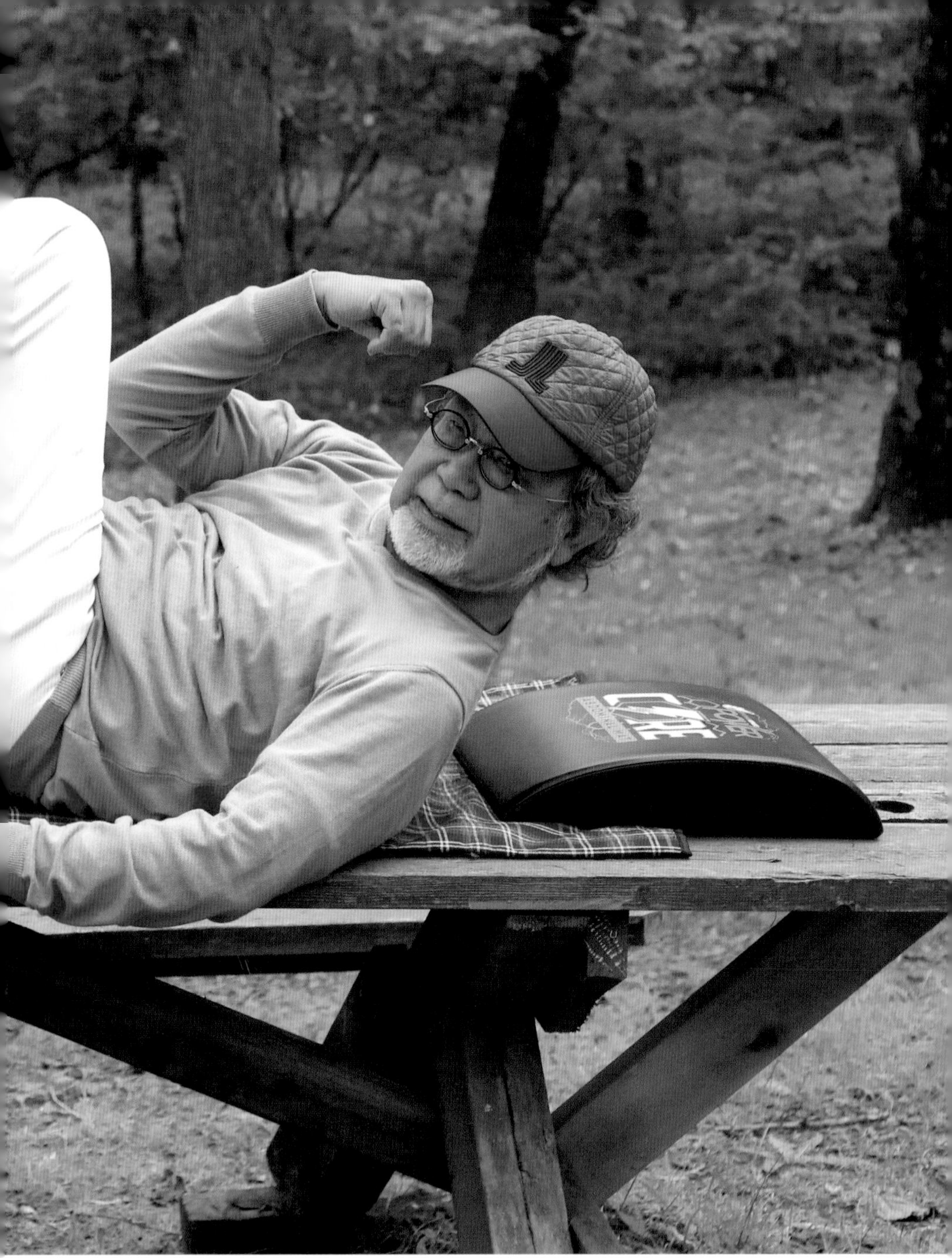

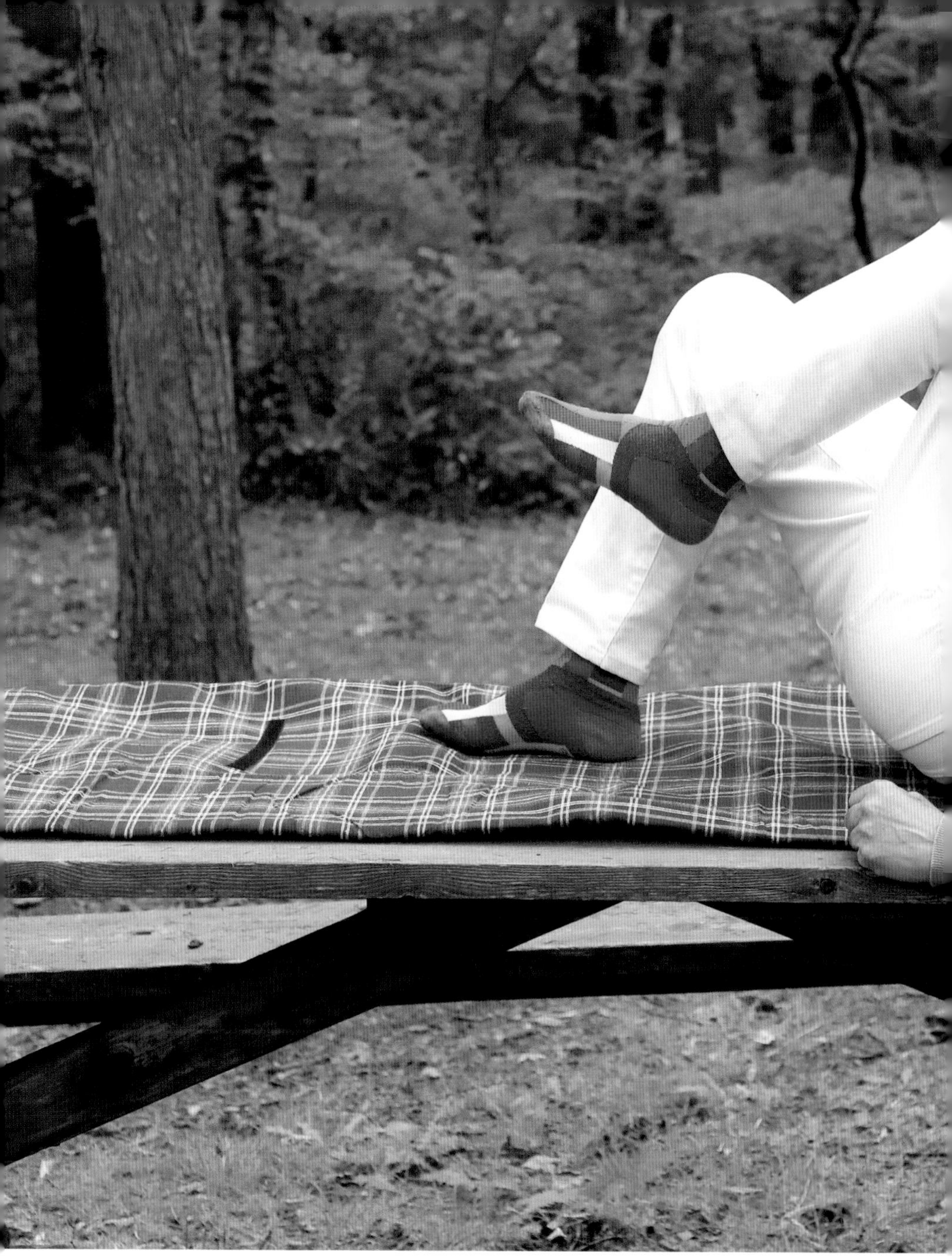

腹筋を強化するひねりカールアップ（やり方は30ページ）

80歳になっても歩いて外出できる

「80GO（ハチマルゴー）運動」をご存じですか。「80歳になっても歩いて外出しよう」という意味で、日本医学会連合が2022年4月に出した「フレイル・ロコモ克服のための医学会宣言」（以下、宣言）で提唱されている運動です。

僕は5年ほど前から「鎌田實のがんばらない健康長寿実践塾」（以下、鎌田塾）を主催し、約千人の塾生たちと健康づくりに取り組んできました。その重要な柱がフレイル（虚弱）およびロコモ対策。そこで塾生たちに、①鎌田式速遅歩き、②スクワットやかかと落としなどの自重筋トレ、③筋肉や骨など体をつくるためのたんぱく質いっぱいの生活を提案してきました。①は前著『60代からの鎌田式ズボラ筋トレ』にも掲載されていますが、3分間の速歩きと、3分間のゆっくり歩きを繰り返すもの。②は自分の体を重りにして行う筋トレ。特別な道具を使わないので自宅で簡単に筋トレできます。③については50ページ以降で説明します。

20ページより②の自重筋トレ（鎌田式ズボラ筋トレ第2弾）を紹介します。なお、ひざ痛のある人は、46ページから始まる2つの運動から始めてください。

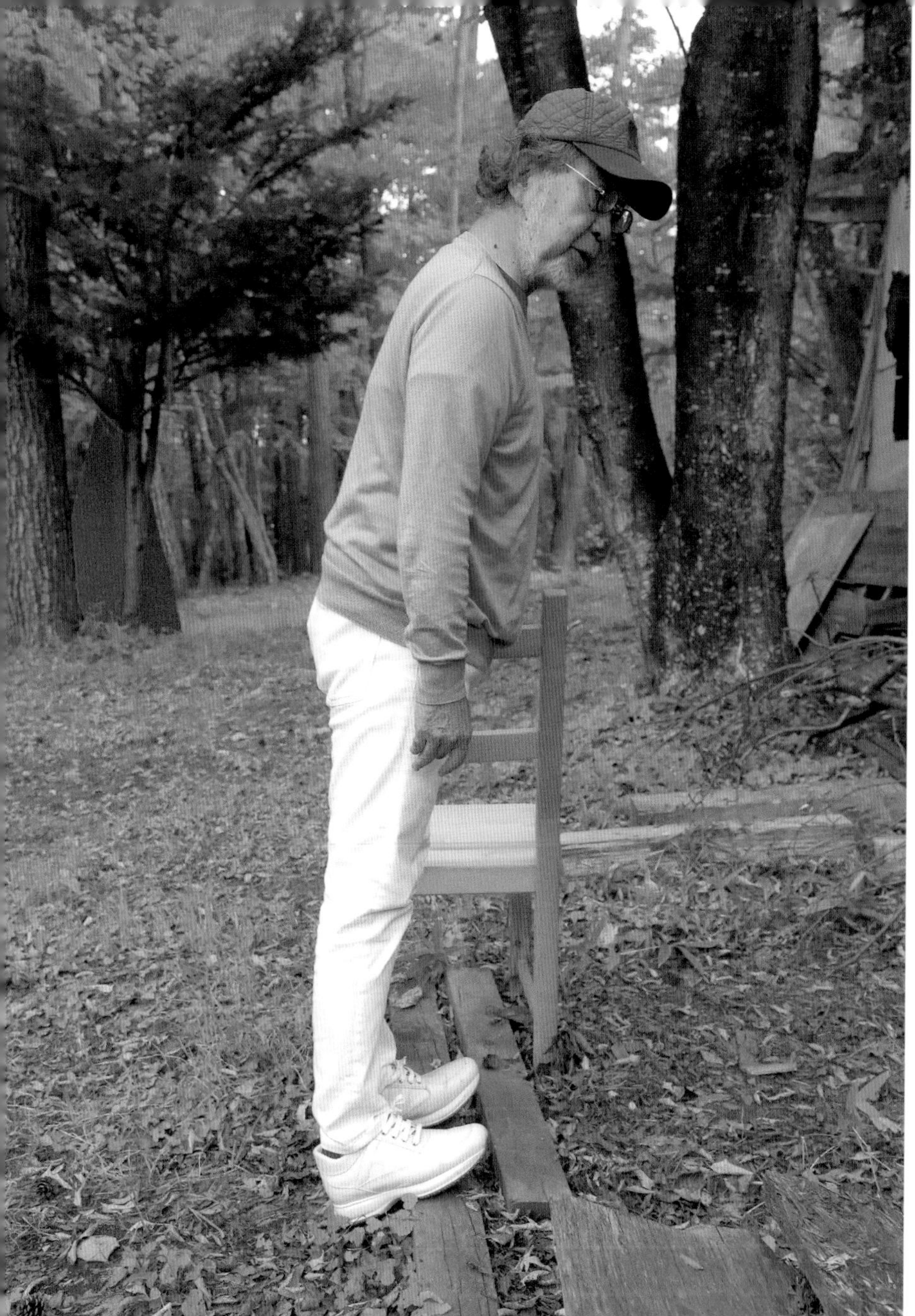

段差を利用してふくらはぎの筋肉を強化する「シン鎌田式かかと上げ」（やり方は28ページ）

鎌田式スクワットがさらに進化した決定版。
太ももとお尻の筋肉を強化し美脚や美尻効果も

鎌田式
超ワイドスクワット

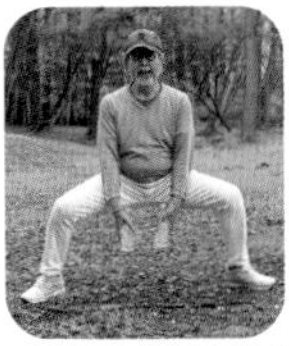

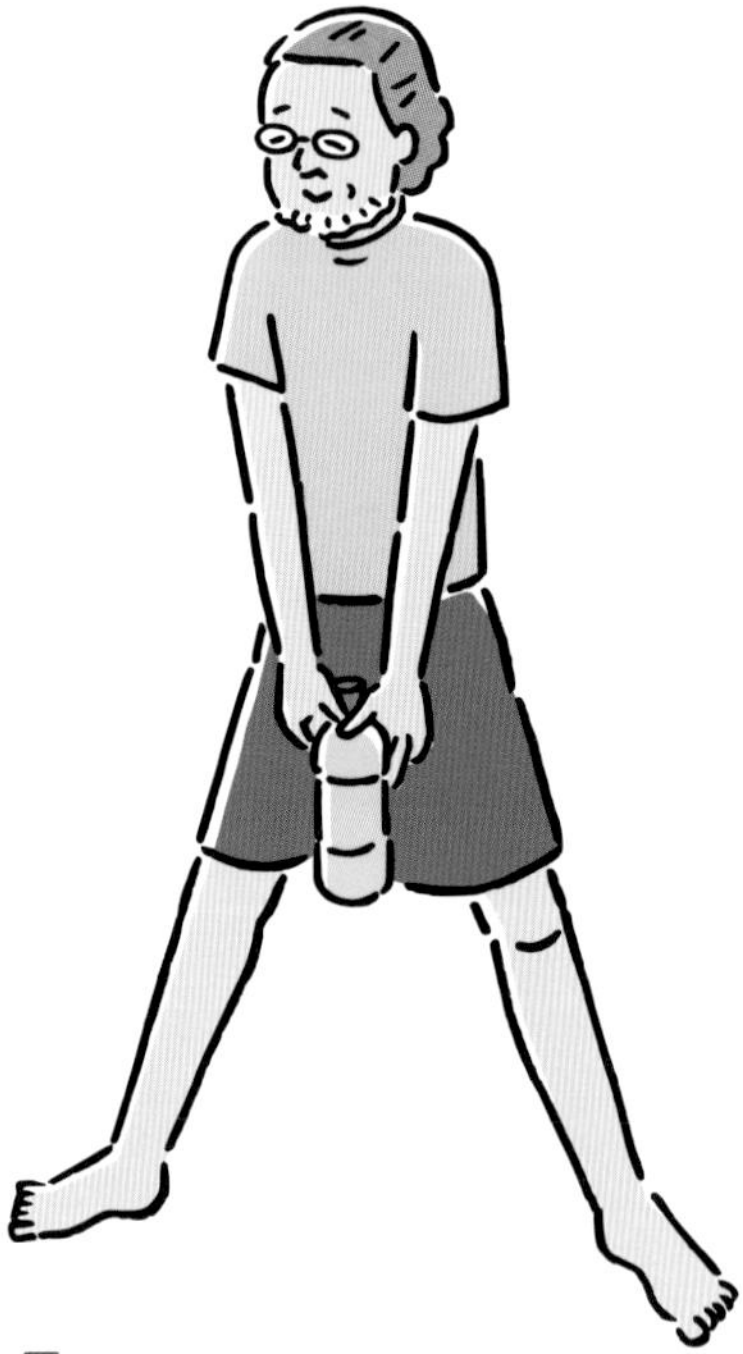

1

肩幅よりも広めに足を開き、つま先は逆ハの字にして立つ。両手で500mlのペットボトルを1本持って下に自然に下ろす

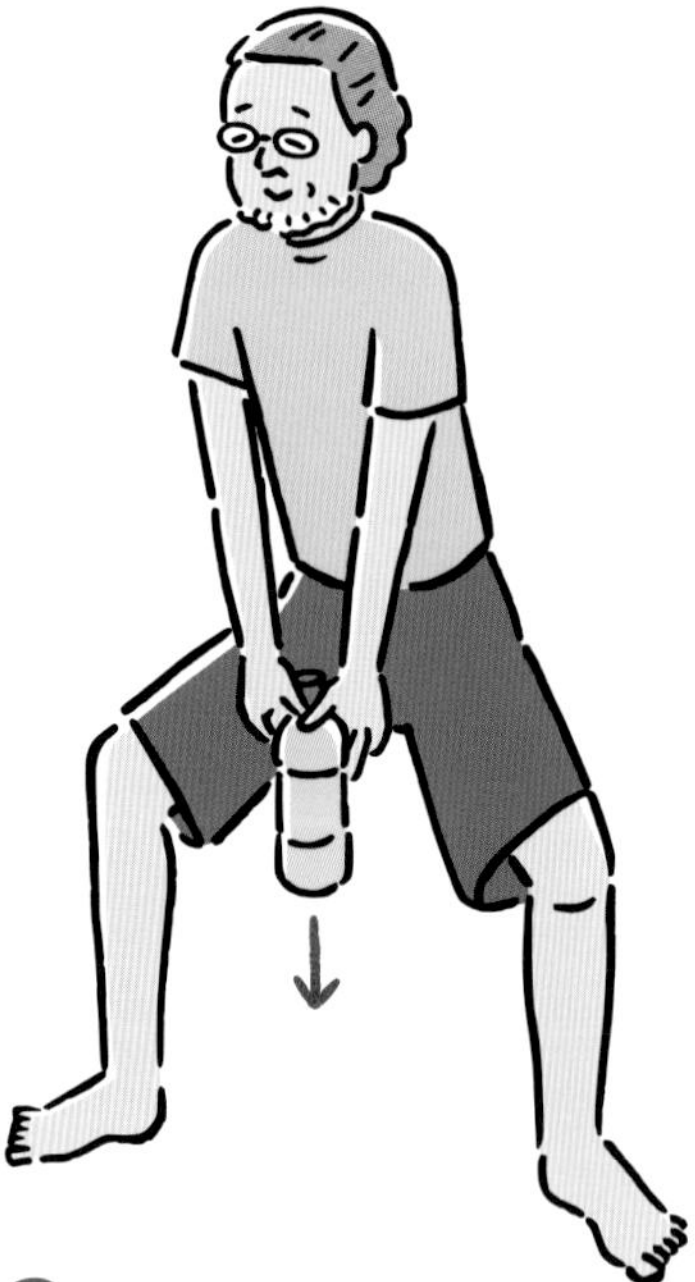

2

体を少し前傾させて、ゆっくりとお尻を落とすようにひざを曲げていく。ひざの向きをつま先と同じに

できない人は、ペットボトルなしで始めてもよい

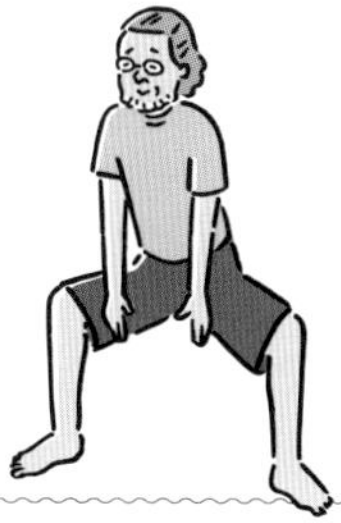

ポイント

◉つま先とひざが同じ方向を向くようにする

◉お尻の筋肉を鍛えるには太ももが床と平行になるように

1セット
10回
×
1日
2セット

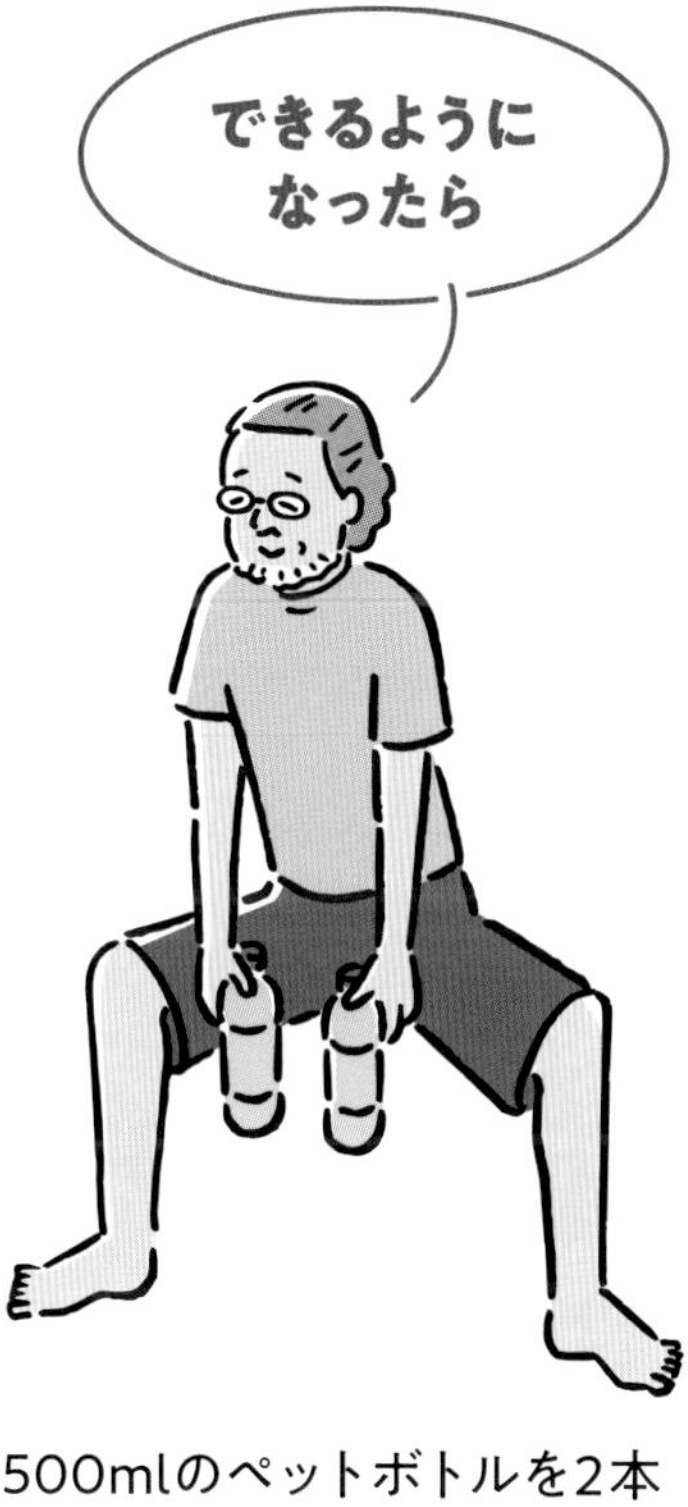

500mlのペットボトルを2本持って行うと、さらに負荷がかかって筋トレ効果がアップ

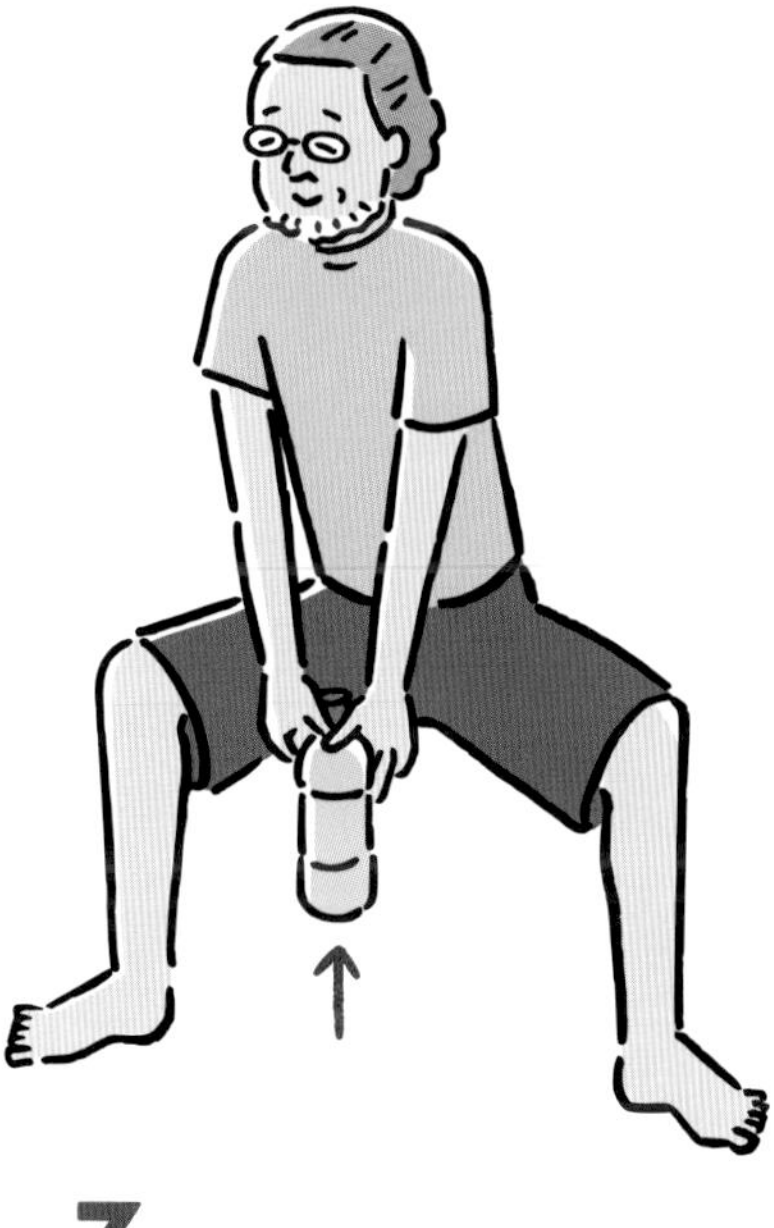

3

太ももが床と平行になるくらいまで、体を沈み込ませたら、ゆっくりと1の姿勢に戻る

90歳でもピンピン歩けるように内ももの筋肉を強化。
肩の筋肉（三角筋）も鍛え上半身の老化予防にも

内もも圧強化

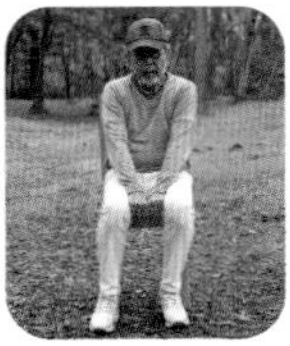

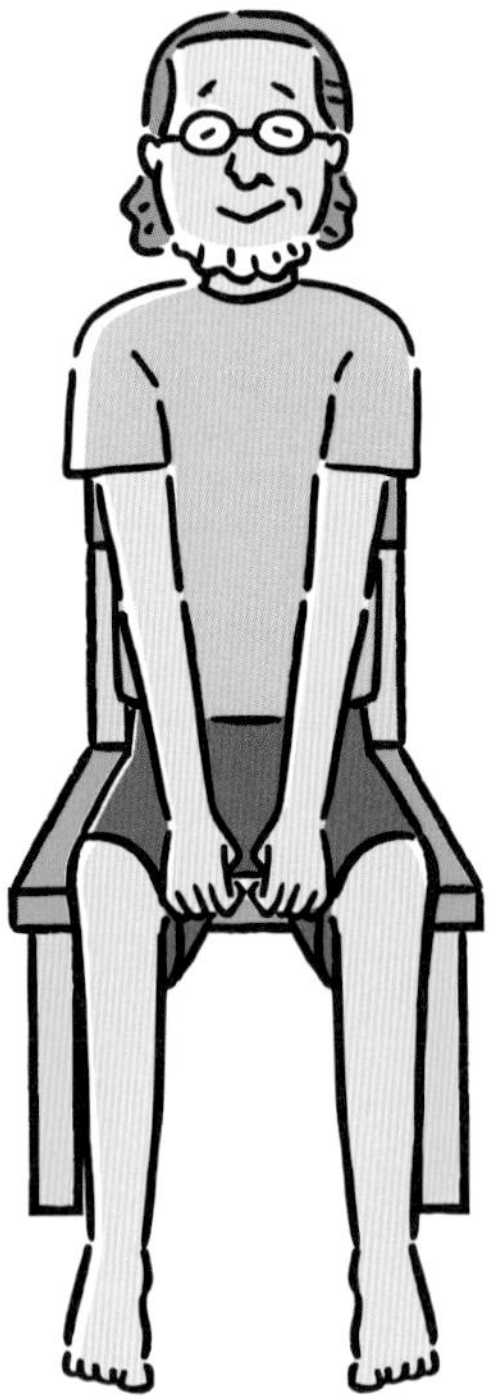

1

肩幅くらいに足を開いてイスに浅く腰をかけ、両手はこぶしをつくって、内ももの間に入れる

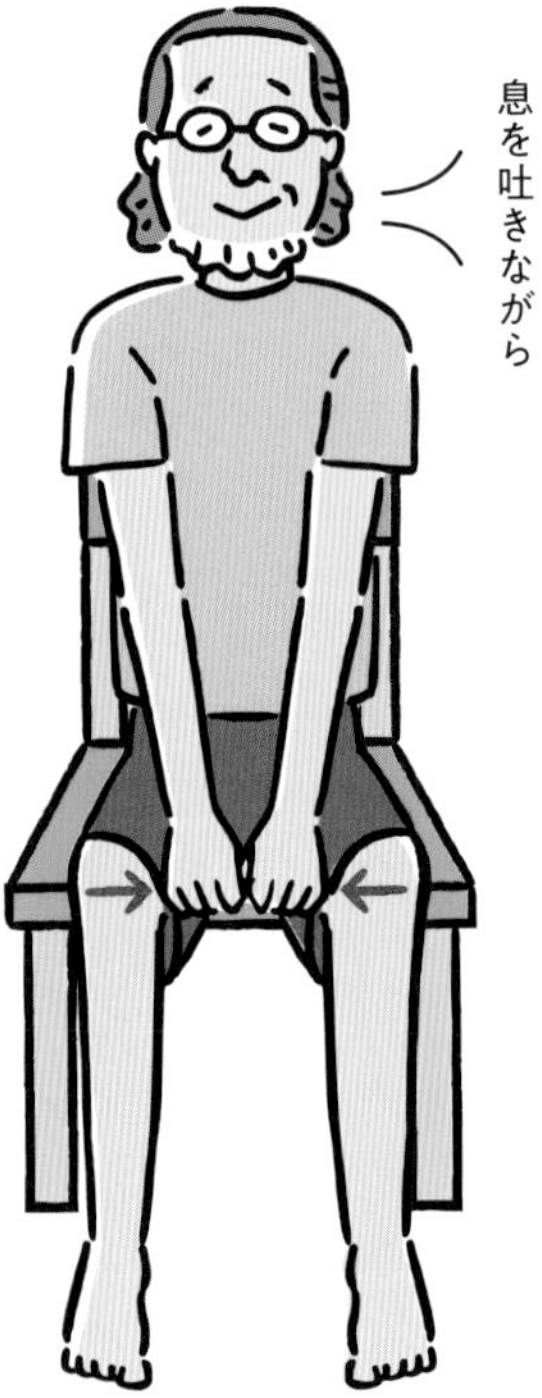

2

少しすき間ができるくらいから、内ももをゆっくり締めて、こぶしをつぶそうとする

反発力のある適当な大きさのボールを使ってもよい

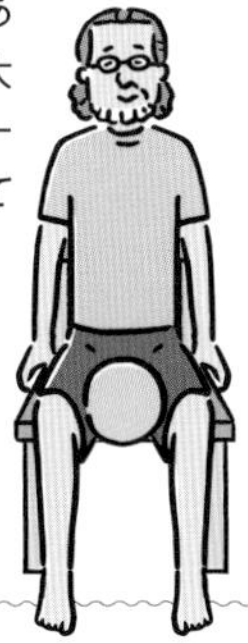

ポイント

◉内ももに圧力をかけるようなイメージでこぶしをつぶす

◉力を入れるときは息を吐きながら行う

1セット 10回

×

1日 2セット

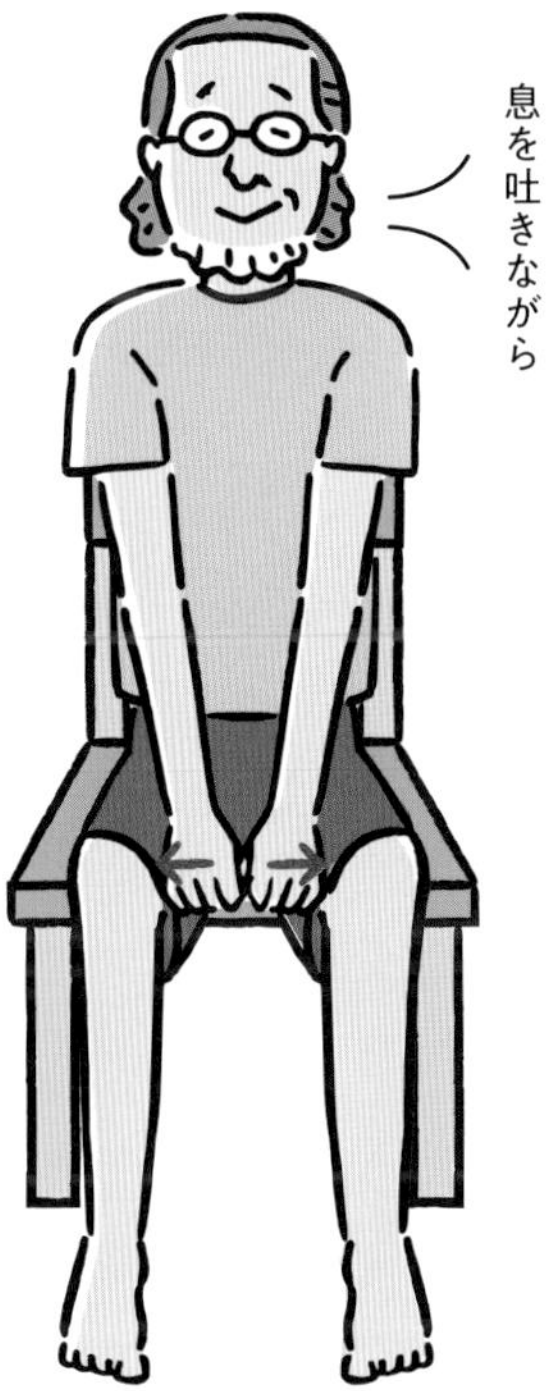

息を吐きながら

3

同時にこぶしがつぶれないように、肩の筋肉に力を入れて、内ももを外側に押し戻すようにする。**2**と**3**を合わせて7秒連続で行う

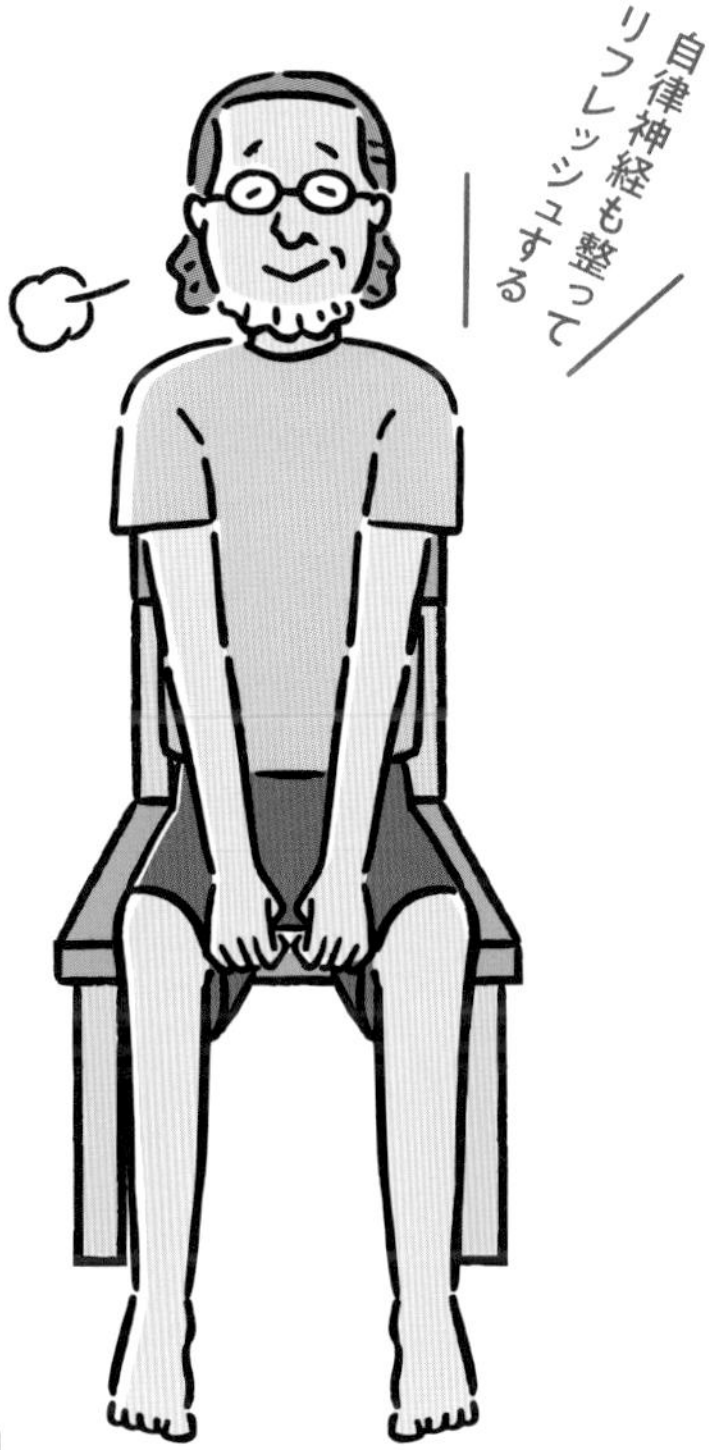

自律神経も整って
リフレッシュする

4

7秒たったら、一度ゆるめて力を抜きながら3秒で息を吸う。これを10回繰り返す

太ももの裏側の筋肉（ハムストリング）を強化。
ひねりを入れて行えばお尻の筋肉も鍛えられる

キックバック

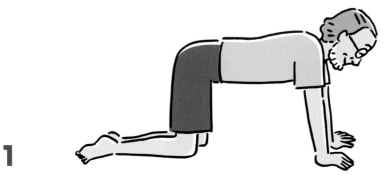

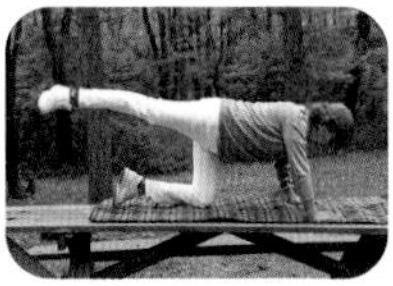

1

床にひざをついて、四つんばいの姿勢になる

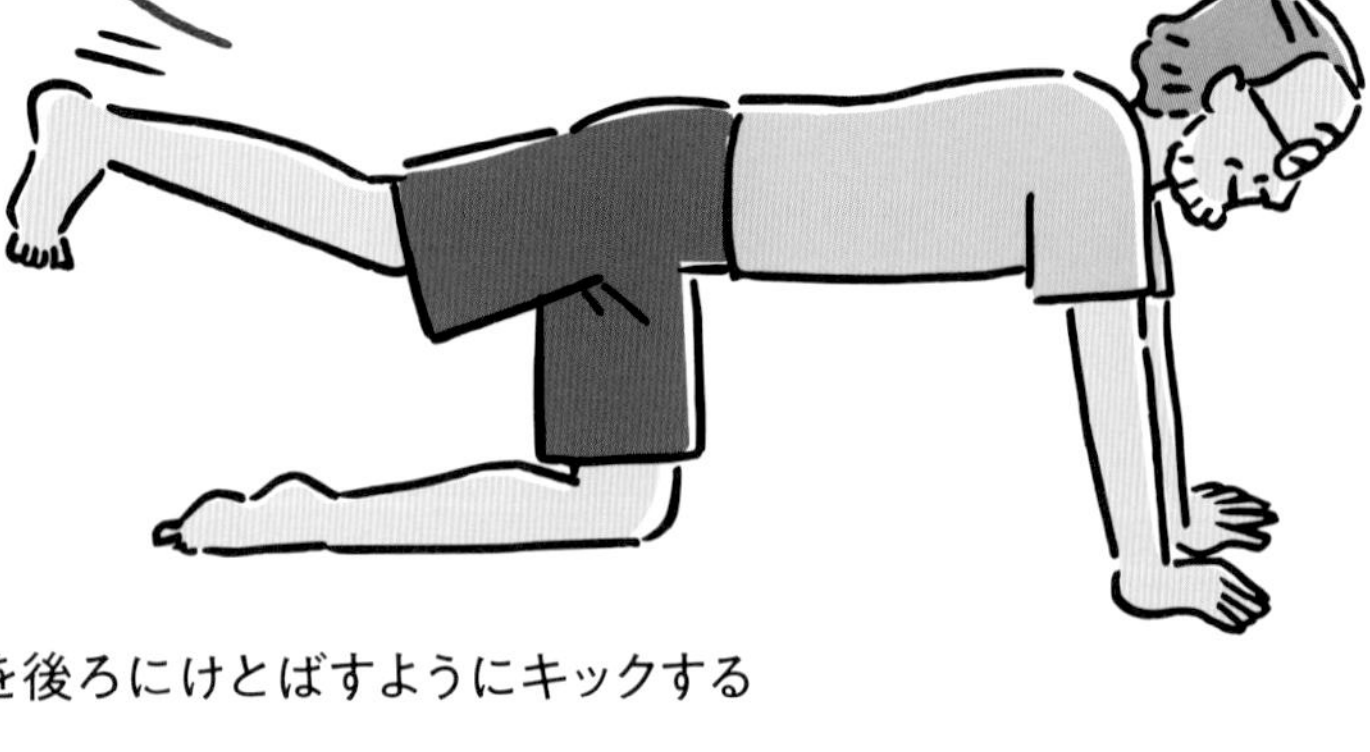

2

片足を後ろにけとばすようにキックする

できない人はできる高さまででよい

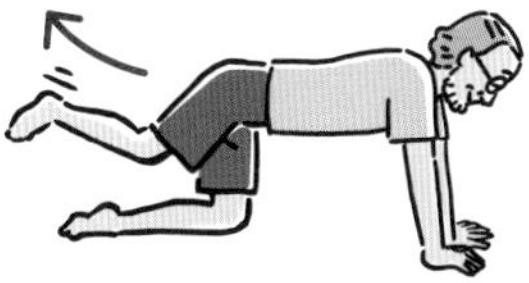

ポイント

◉反動をつかわず脚の後ろ側の筋肉をつかってキックする

◉けるときは息を吐きながら行う

1セット 10回 × 1日 2セット

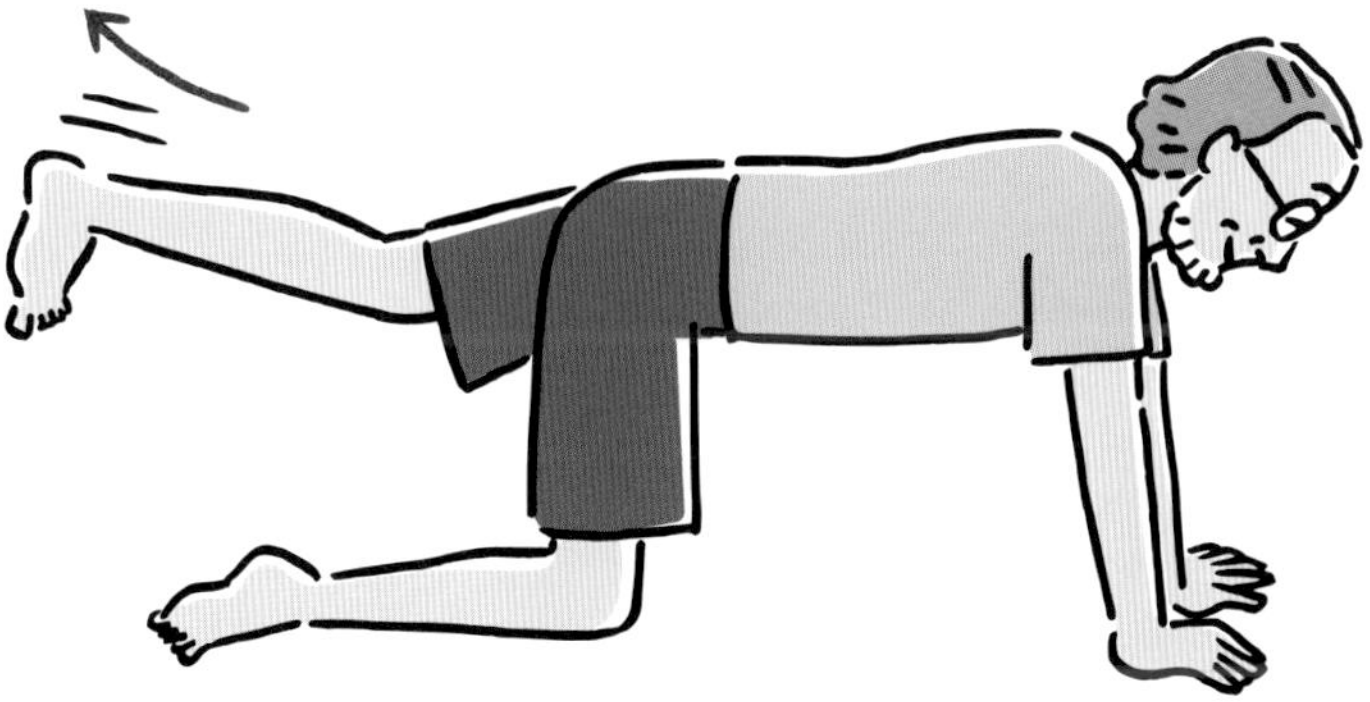

3

もう片方の足も同じように後ろにキックする。
これを各10回行って1セット

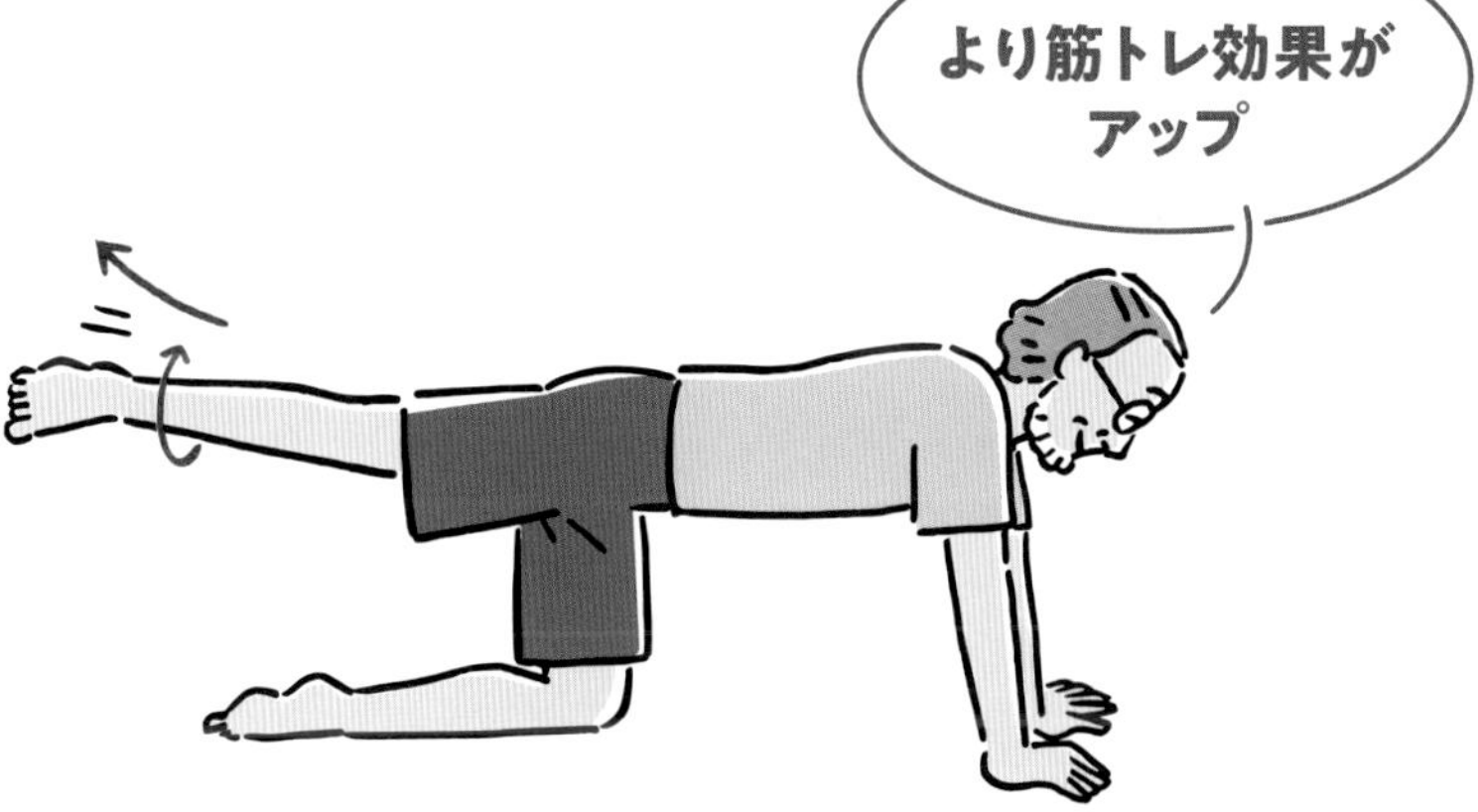

できるようになったら、ひざの内側が床面を向くようにひねってキックすると、よりお尻の筋肉（大殿筋と中殿筋）が強化される

歩くときの姿勢をよくする中殿筋を鍛える。
股関節を動かす大腿筋膜張筋を強化し転倒を防ぐ

サイド足上げ

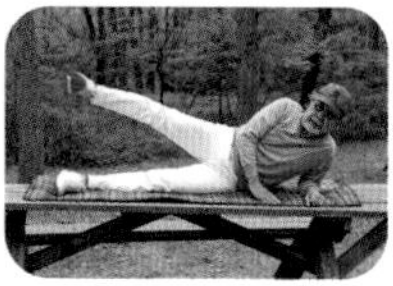

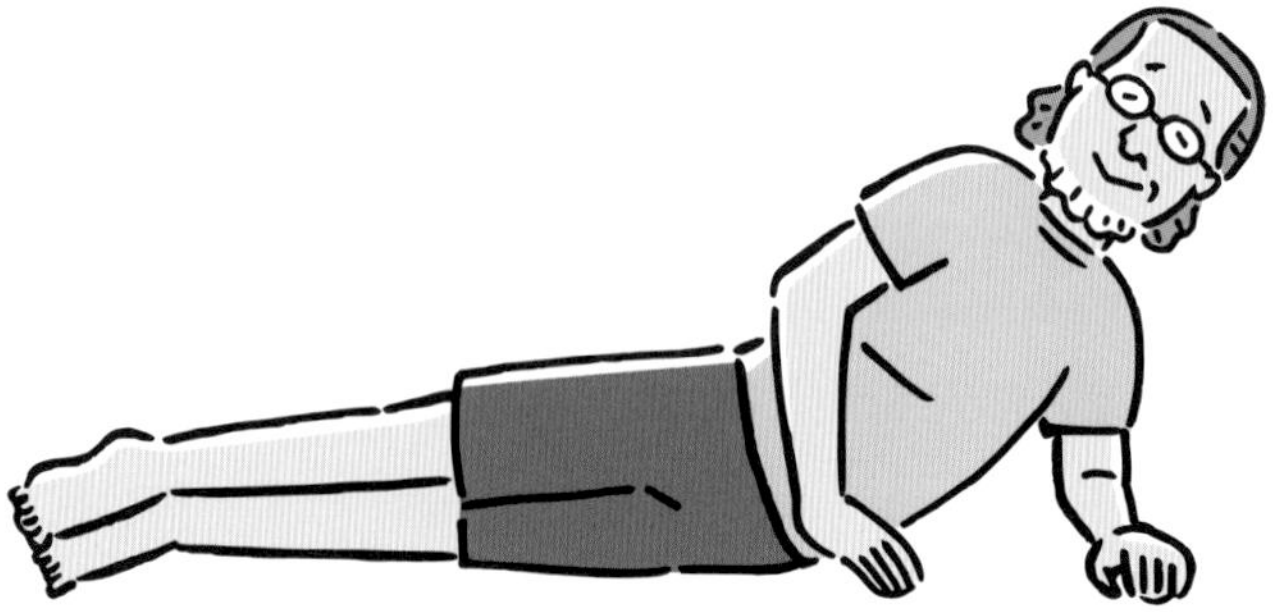

1

横向きに寝て、ひざを伸ばし、床側の腕はひじをつく。
このとき骨盤はなるべくまっすぐにする

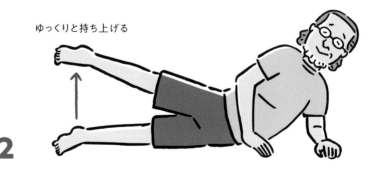

2

上のほうの足を持ち上げる

床側の手に頭を乗せる
ようにしてもよい

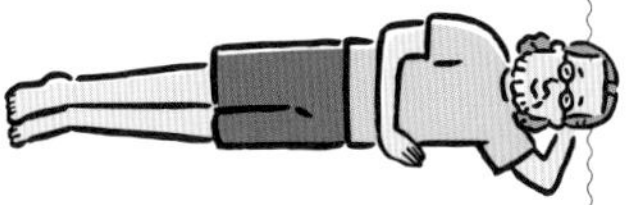

ポイント

◉足を上げるときは反動をつけずにゆっくり

◉足を上げたら骨盤がグラグラしないように腹筋を意識

1セット
左右10回ずつ

×

1日
2セット

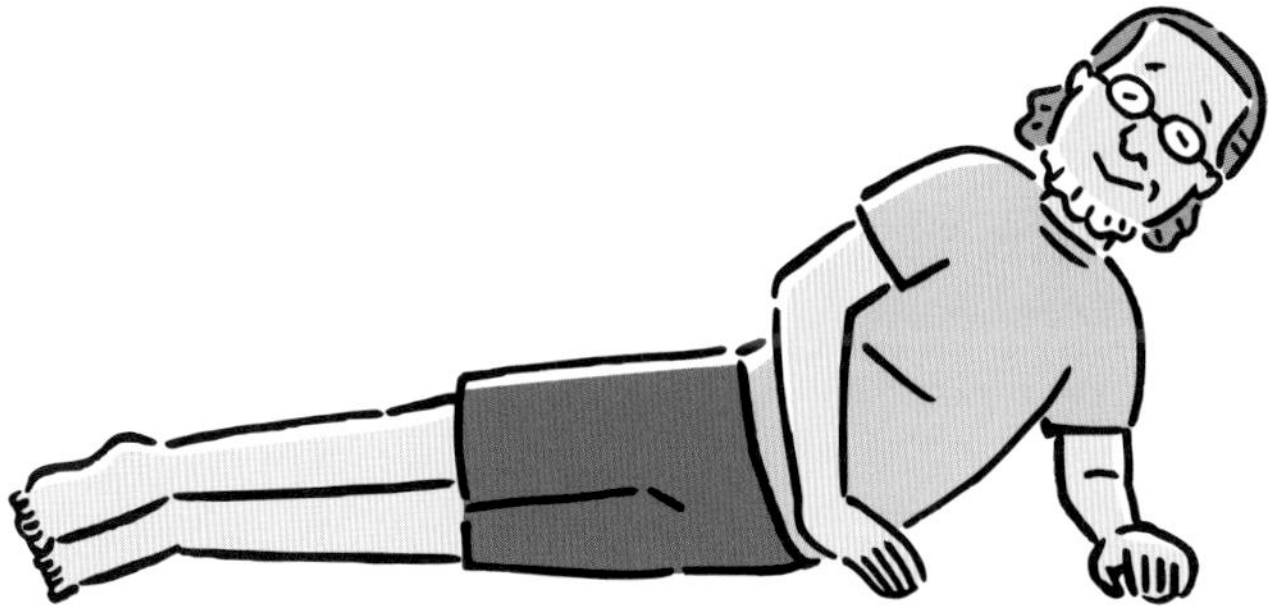

3

1の姿勢に戻る。これを10回繰り返す

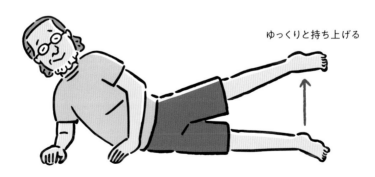

4

もう一方の足も同様に10回繰り返す

※この筋トレは「がに股」の予防にもなる

鎌田式かかと落としよりもふくらはぎをより強化でき、スタスタ歩けるように。血流もよくなり、むくみも解消

シン鎌田式かかと上げ

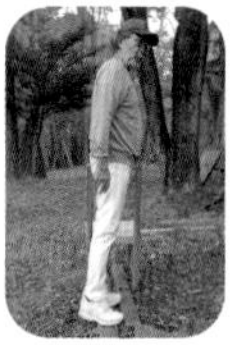

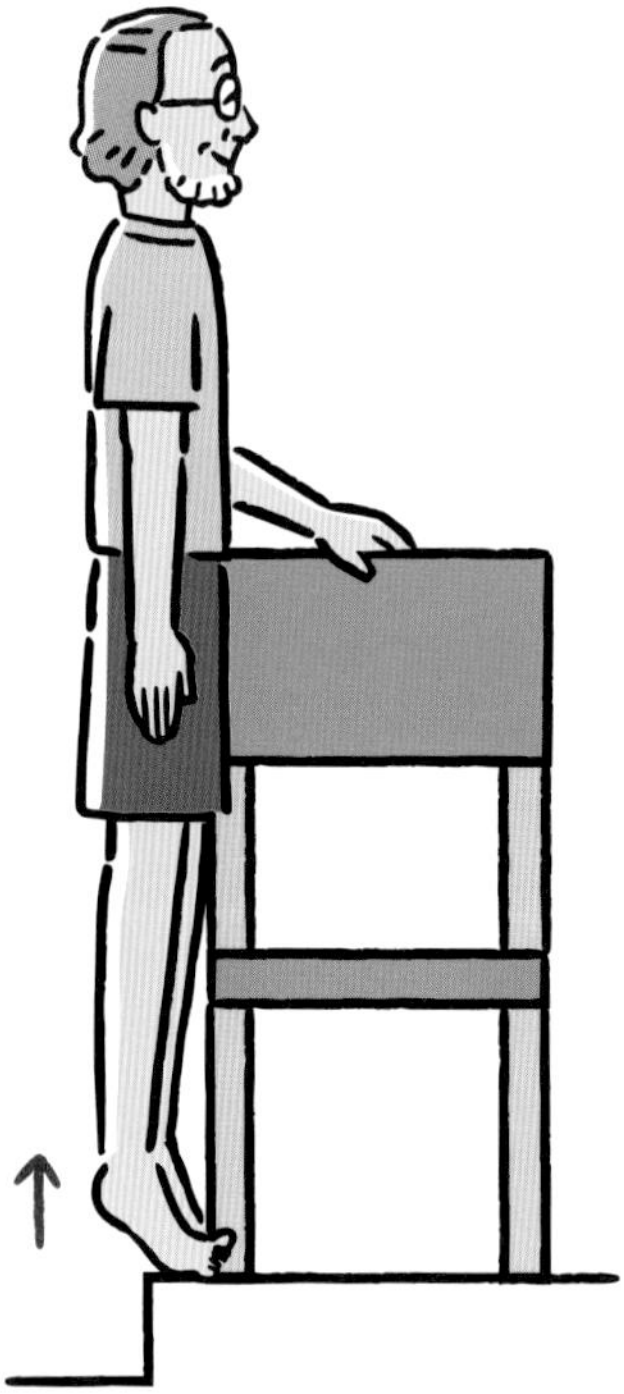

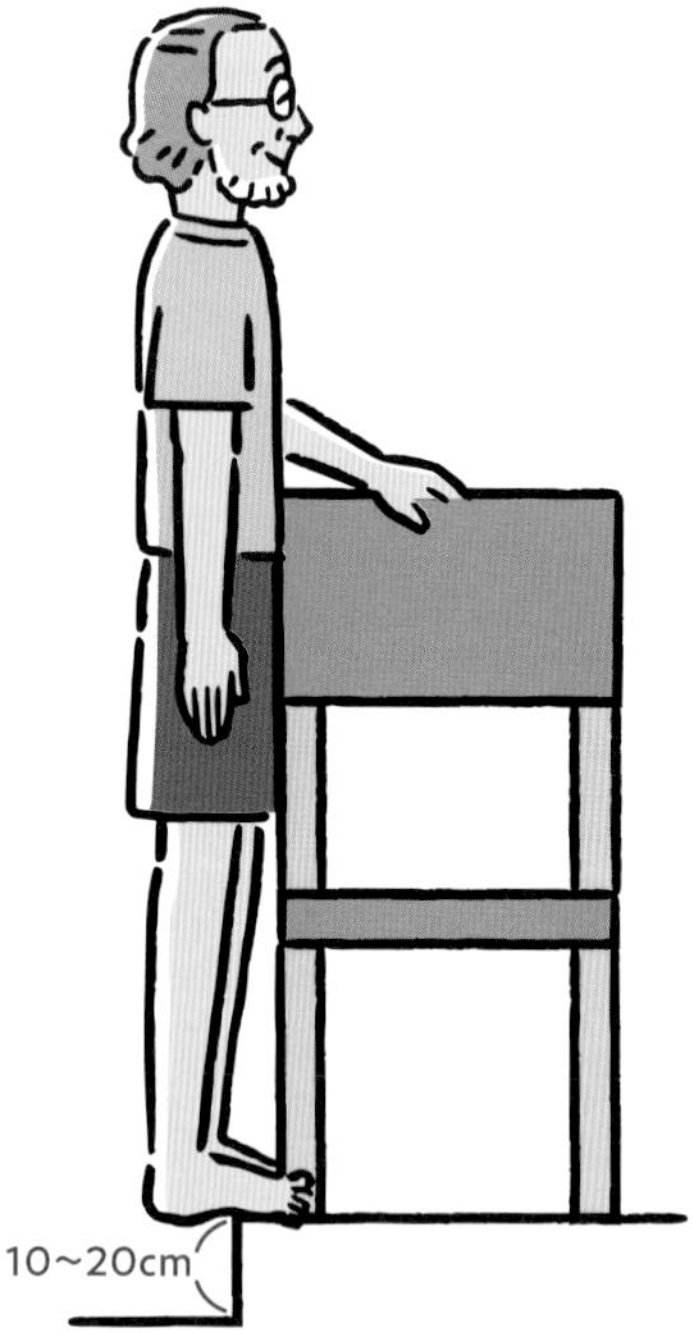

2

1の姿勢からかかとを上げる

1

10~20cmくらいの段差のあるところに足の親指の根元の母趾球に体重を乗せて立ち、イスの背もたれなどを使って体を支える

不安な人は両手で
支えるようにする

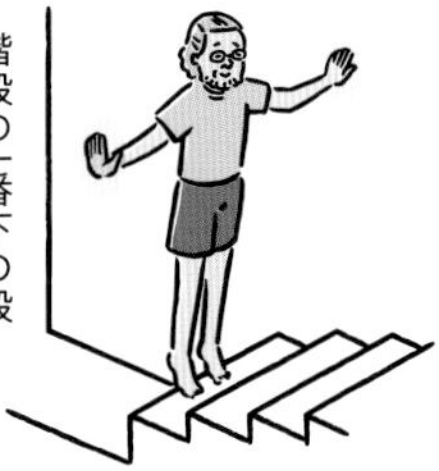

階段の一番下の段などを利用するとよい

ポイント

- 転ばないように手でしっかり支える
- かかとはドンッと落とさない

1セット 10回

×

1日 2セット

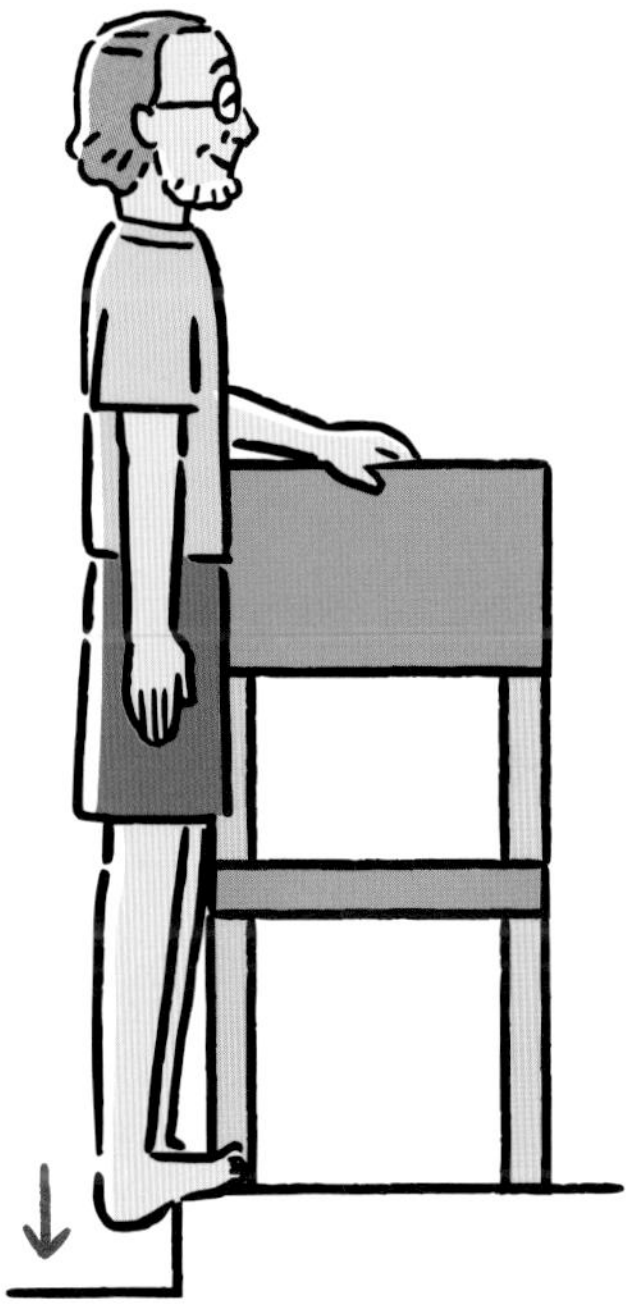

3

2の姿勢から今度はかかとを
ゆっくり落とす

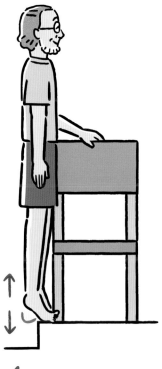

4

2〜3を10回繰り返す

弱りがちな腹筋を強化。ひねることでとくに腹斜筋が鍛えられる。腸腰筋も強化し腰痛予防にもなる

ひねりカールアップ

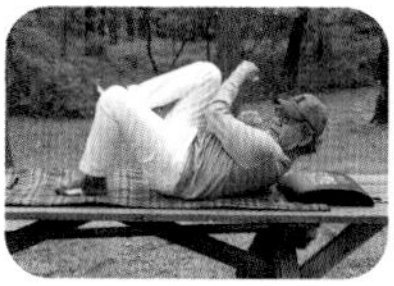

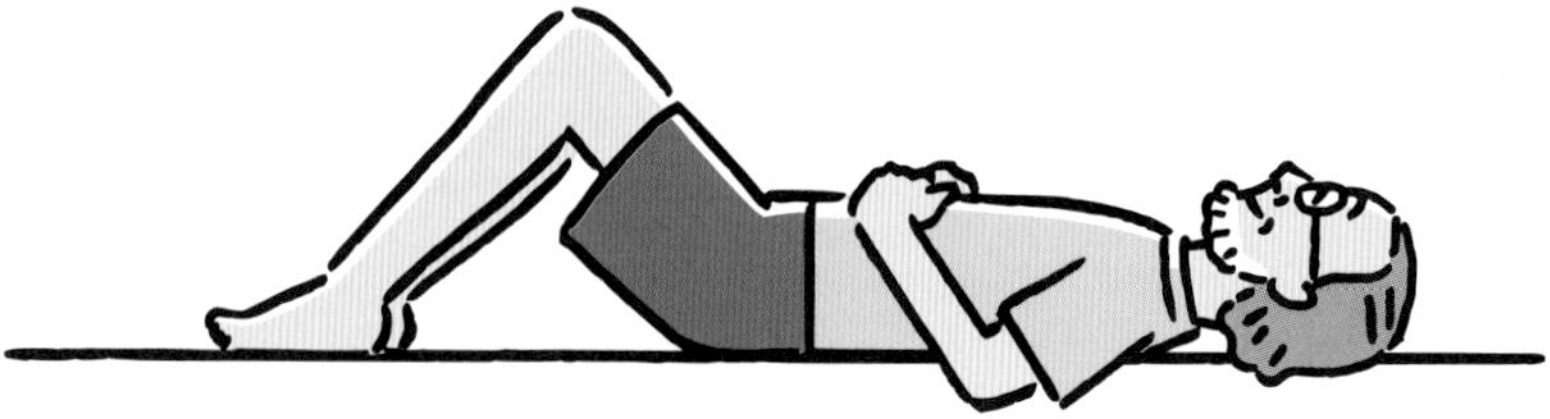

1

あおむけに寝て、ひざを曲げる。お腹に手をあてて、腹筋を意識する

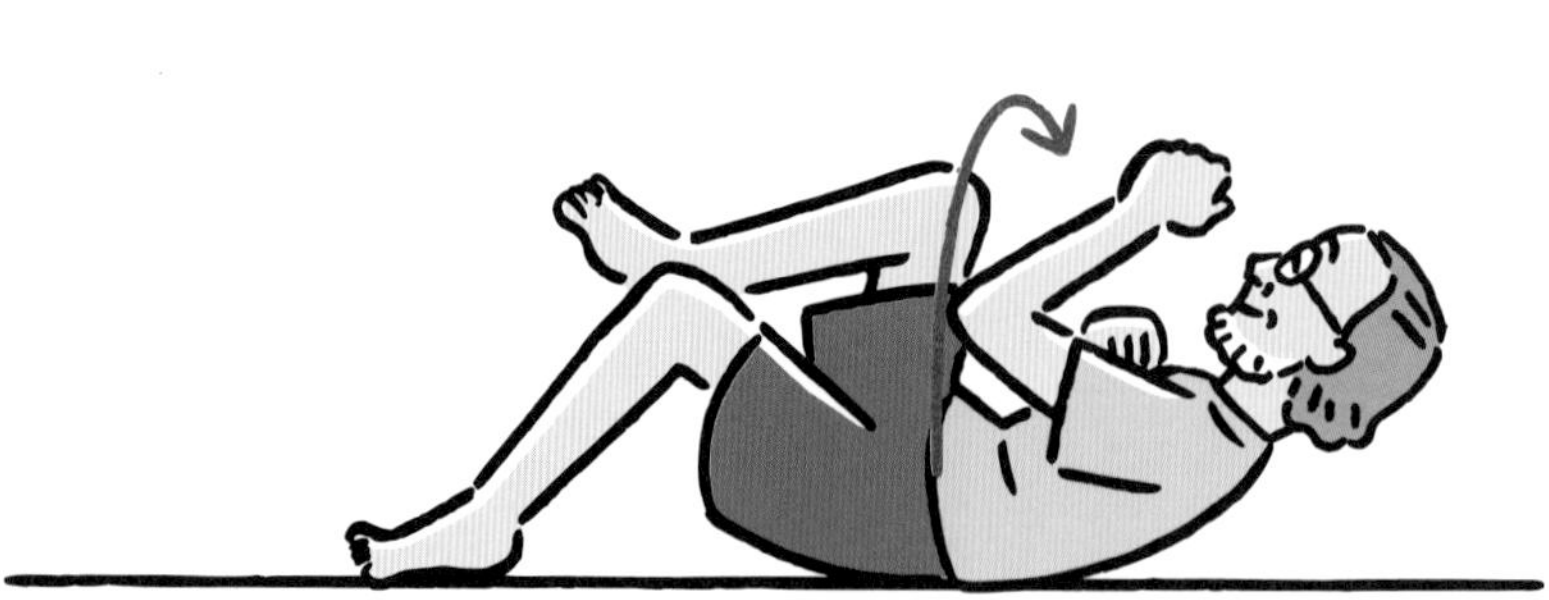

2

1の姿勢から背中を浮かせて、右足と左手を上げて、右側にひねる（息を吐きながら行う）

むずかしければ腕を
組んで行ってもよい

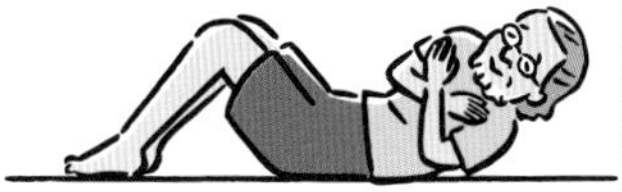

背中を浮かせて体を
左右にひねる

ポイント

◉ひねるときはわき腹（腹斜筋）を意識

◉できる範囲でよいので、ゆっくり行う

1セット 10回

×

1日 2セット

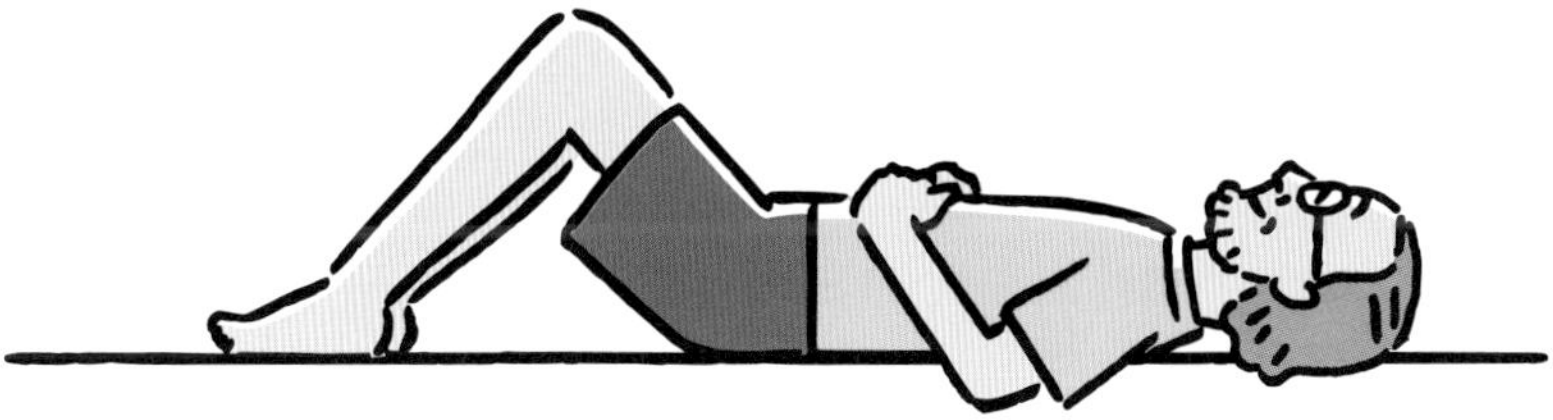

3

息を吸いながら**1**の姿勢に戻る

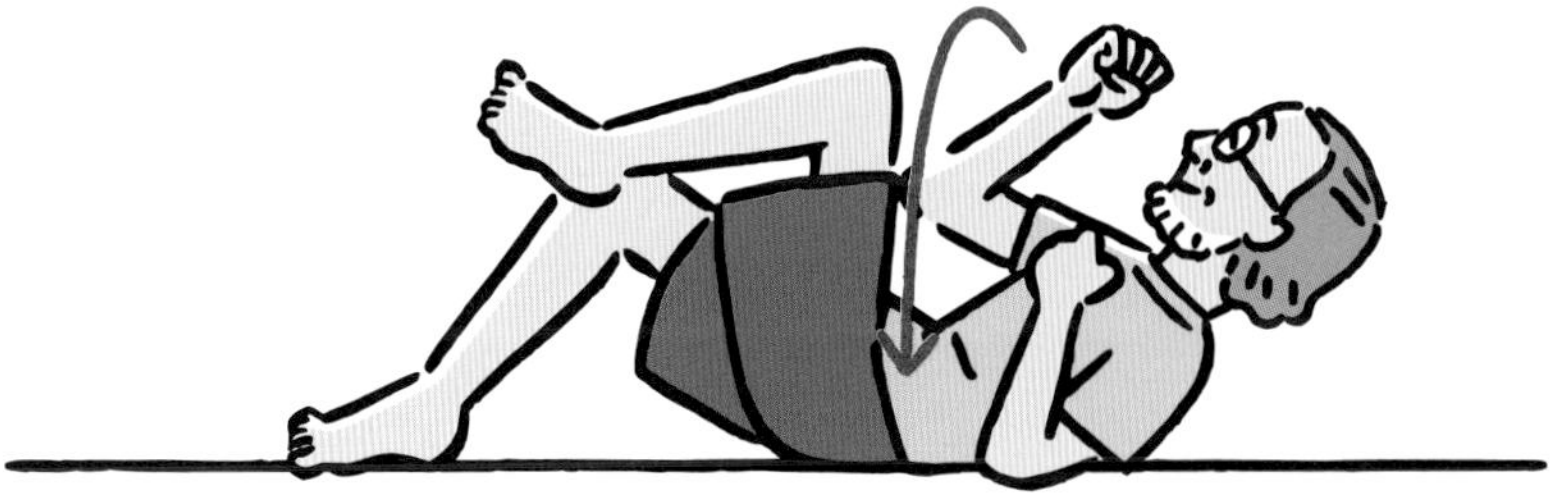

4

2と同様に背中を浮かせ、今度は左足と右手を上げて、
左側にひねる。**2**～**4**を10回繰り返す

足を持ち上げる腸腰筋の強化で階段の上り下りが楽に。
腹筋も鍛えられるのでポッコリお腹が解消される

ツイスト

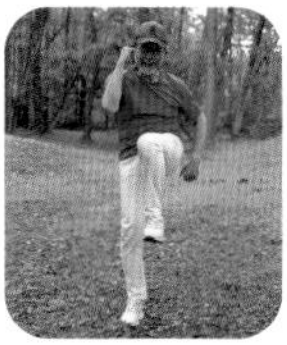

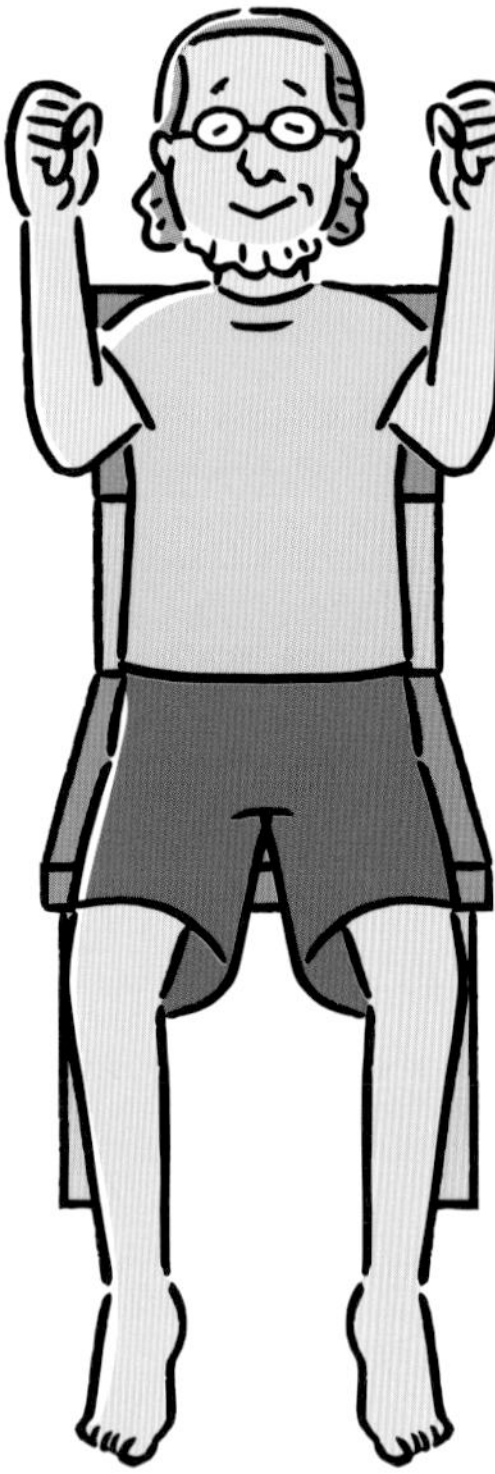

1

背筋を伸ばしてイスに浅めに腰かける。手は軽くこぶしをつくって胸の前におく

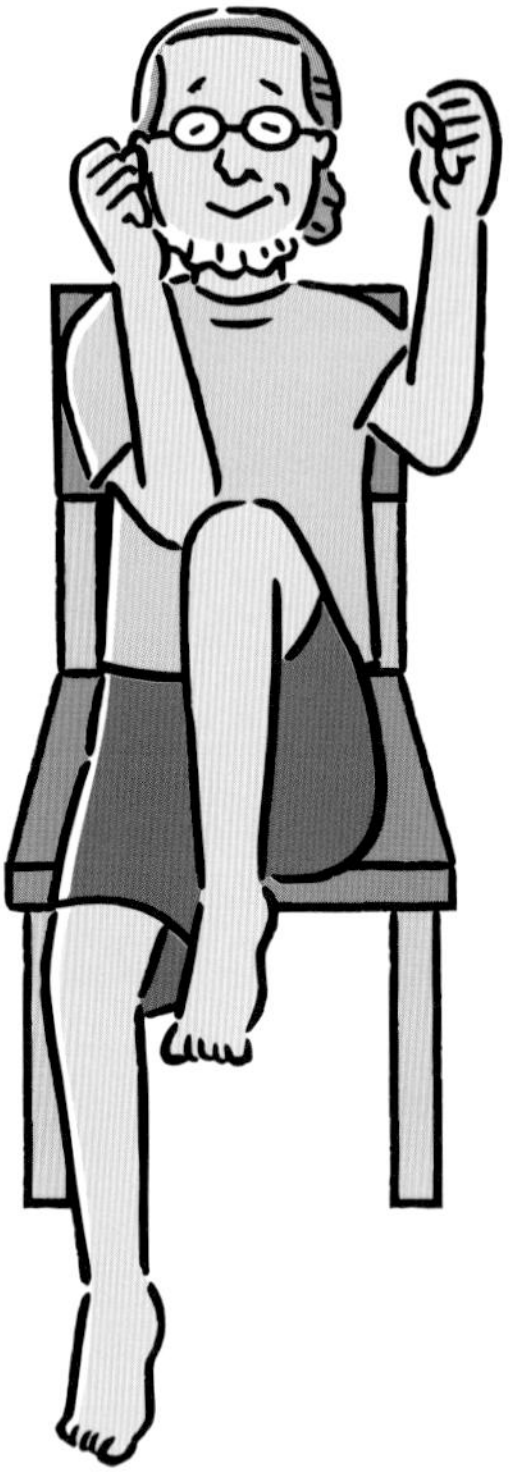

2

左ひざを持ち上げて、右ひじとタッチする

寝て行うと腹筋が
さらに強化

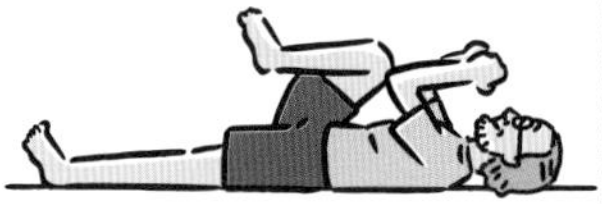

腹筋強化も目的にするなら寝て行うとよい。体の硬い人はひじとひざがつかなくても可

ポイント

◉足を持ち上げるときは腹筋を使う

◉立って行うときは転ばないように注意

1セット10回 × 1日2セット

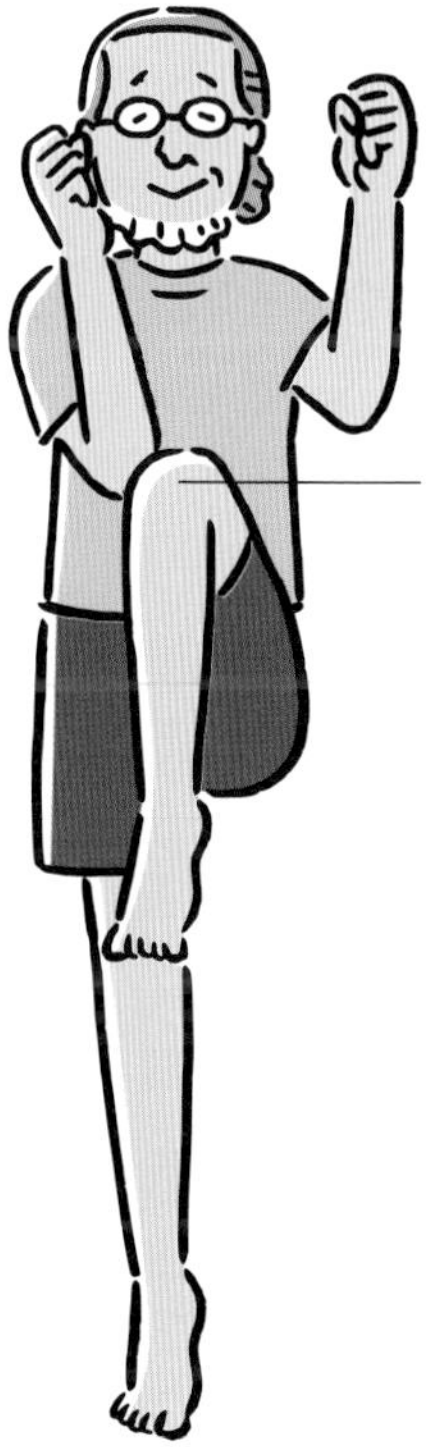

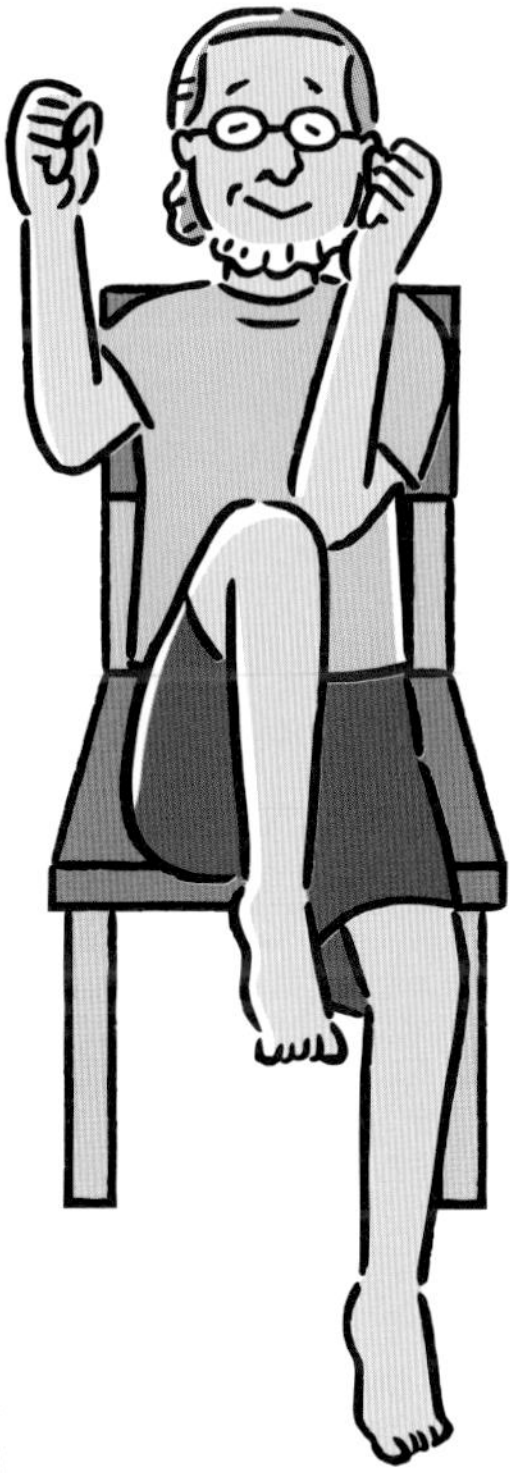

慣れてきたら、イスなしでも同じように行ってみる。ひじとひざは、おへそより上の位置でタッチするように

3

今度は右ひざを持ち上げて、左ひじとタッチ。**2**~**3**を交互に10回繰り返す

胸の筋肉（大胸筋）強化でバストアップや二の腕引き締め、
ポッコリお腹や肩こりにも効果。握力強化で寿命も延びる

ひざ立てふせ

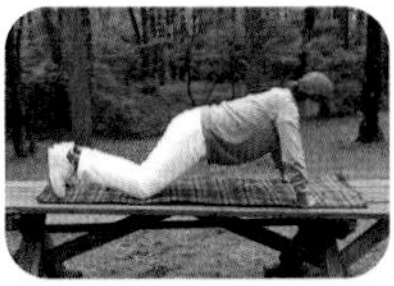

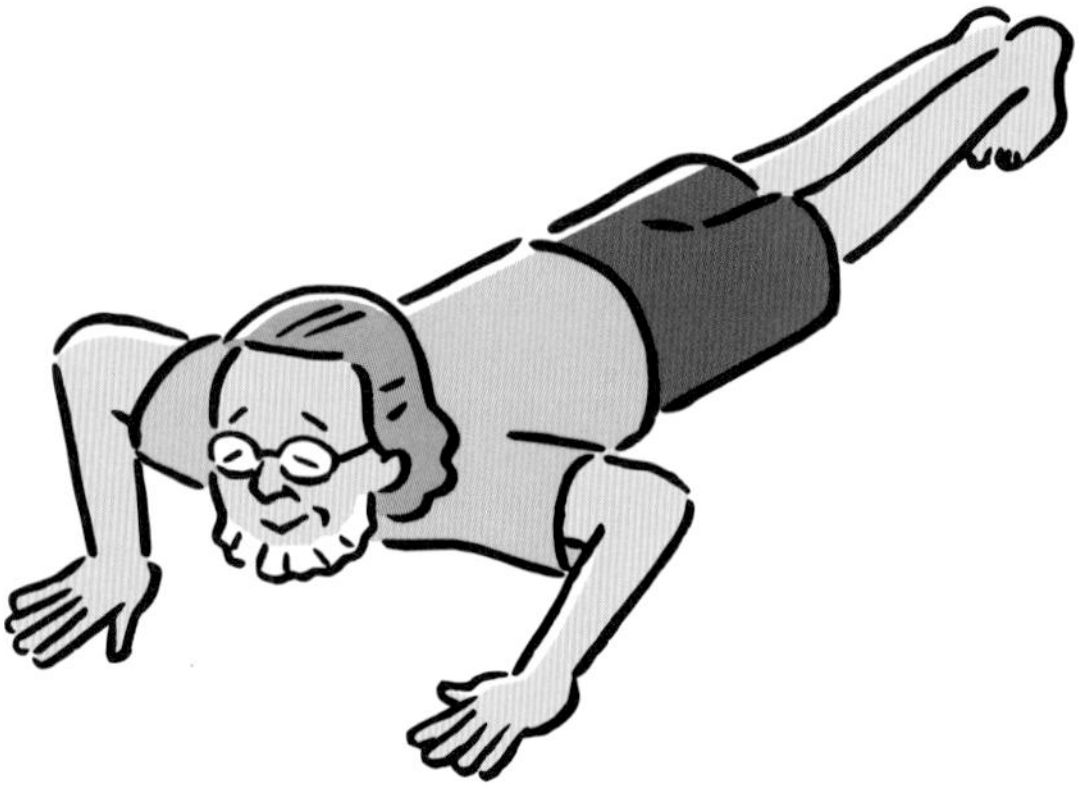

1

うつぶせに寝て、両手は肩幅より少し広くおく

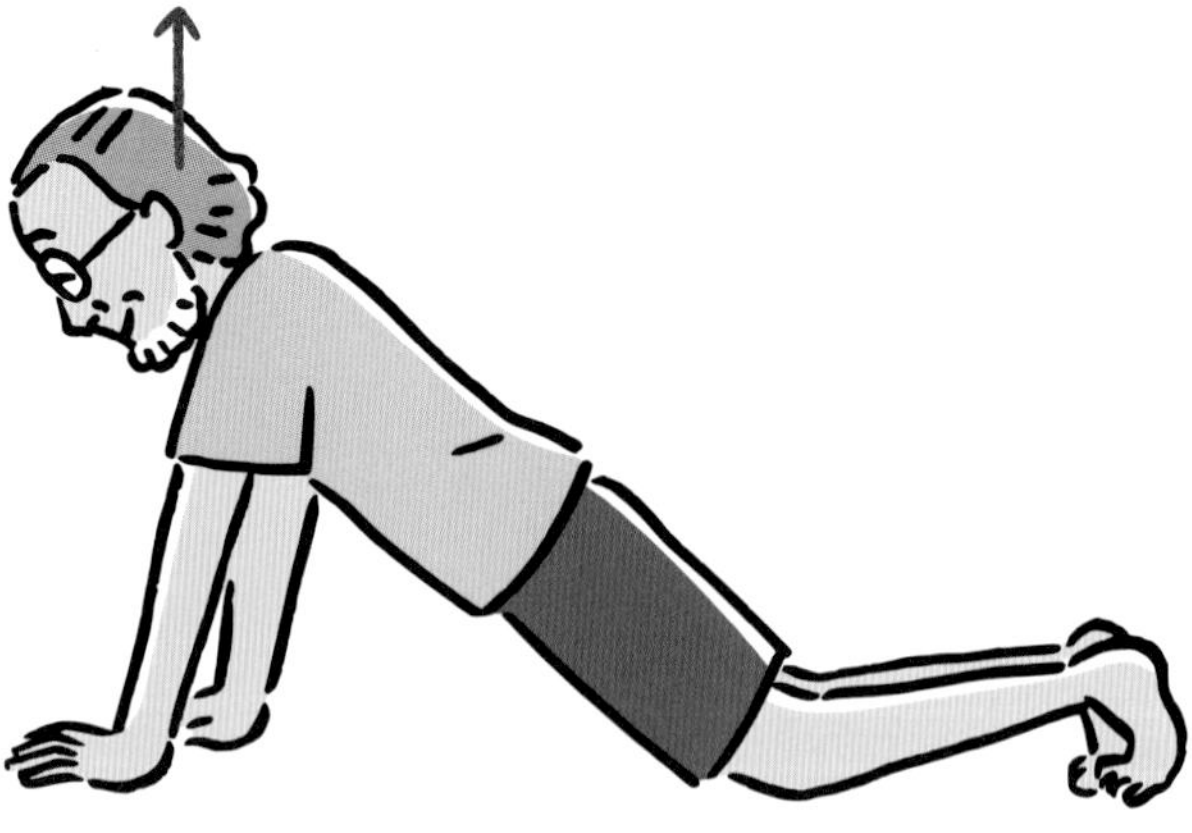

2

1の姿勢から背中を浮かせて、腕に力を入れ、ひざをついたまま、体をゆっくり持ち上げる

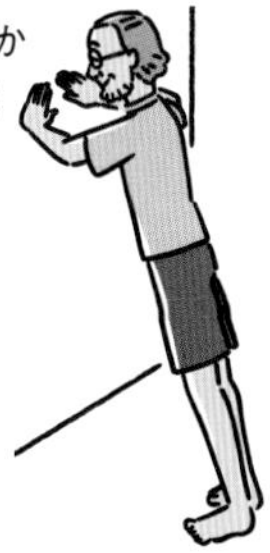
できない人は
壁立てふせか
らはじめよう
壁に手をついて腕立てふせを行う

ポイント

◉腕は可能な範囲でゆっくり曲げる

◉体を下ろすときは肩甲骨を寄せることを意識

1セット 5回 × 1日 2セット

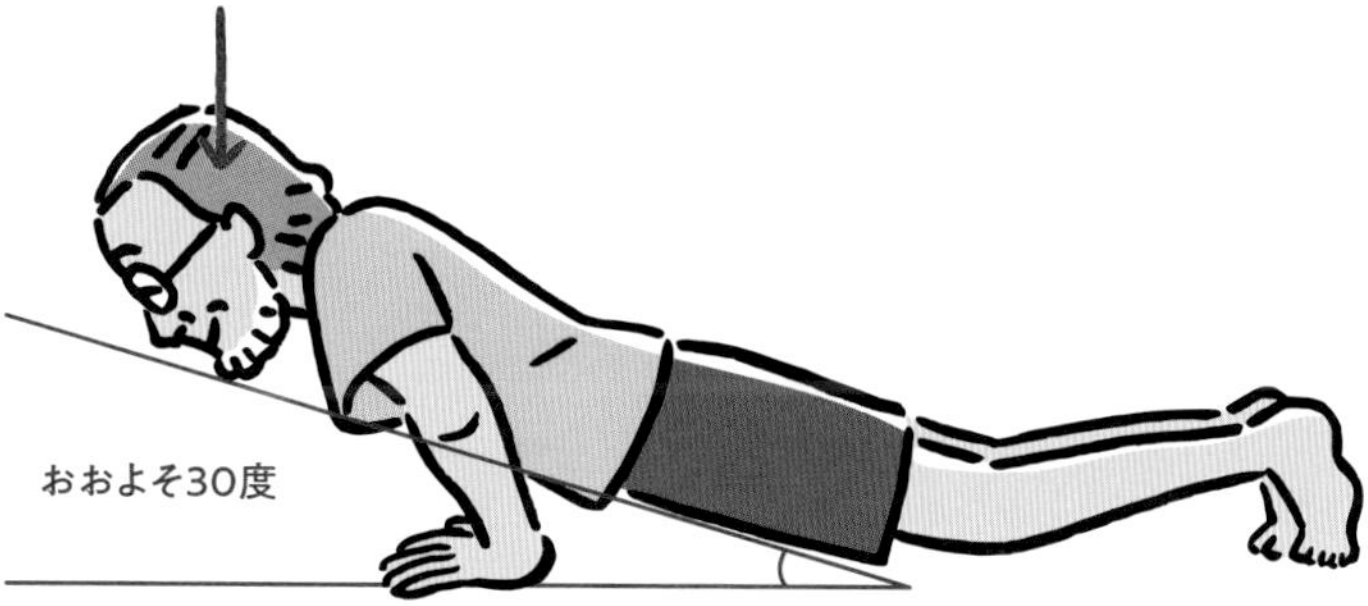
おおよそ30度

3

2の姿勢から、ゆっくりと体が床と30度くらいになるまで下ろす。**2〜3**を5回繰り返す。できるようになったら、徐々に床近くまで沈み込むようにする

指立てふせにチャレンジ

余裕でできるようになったら
指を立てて指立てふせをする

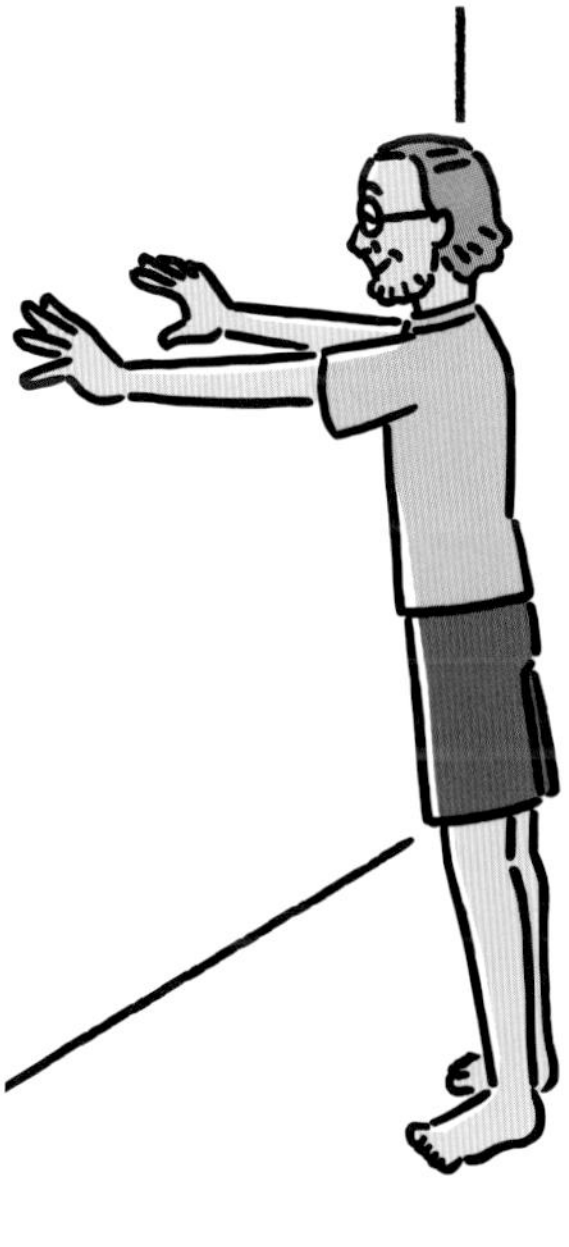
腕の筋力と握力の強化ができる

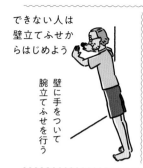

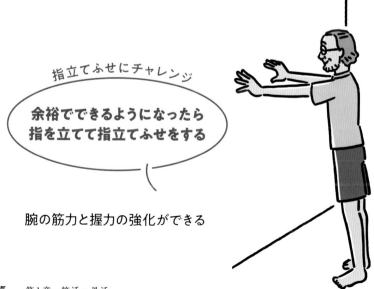

足腰の筋肉（腸腰筋、縫工筋、大腿直筋）を強化。
腹斜筋も鍛えて便秘がちの人の排便力を鍛える

わき腹つぶし

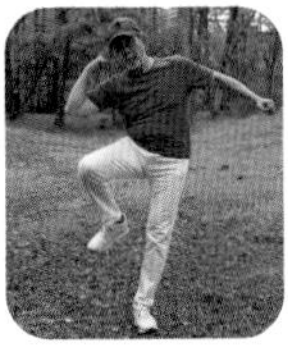

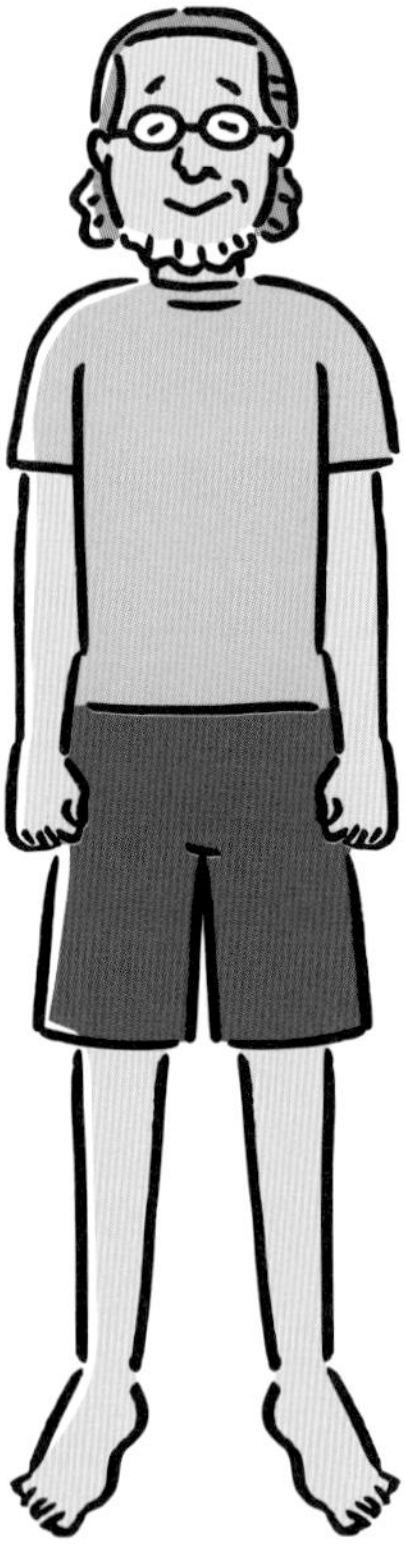

1

足を腰幅ぐらいに開き、まっすぐ立つ

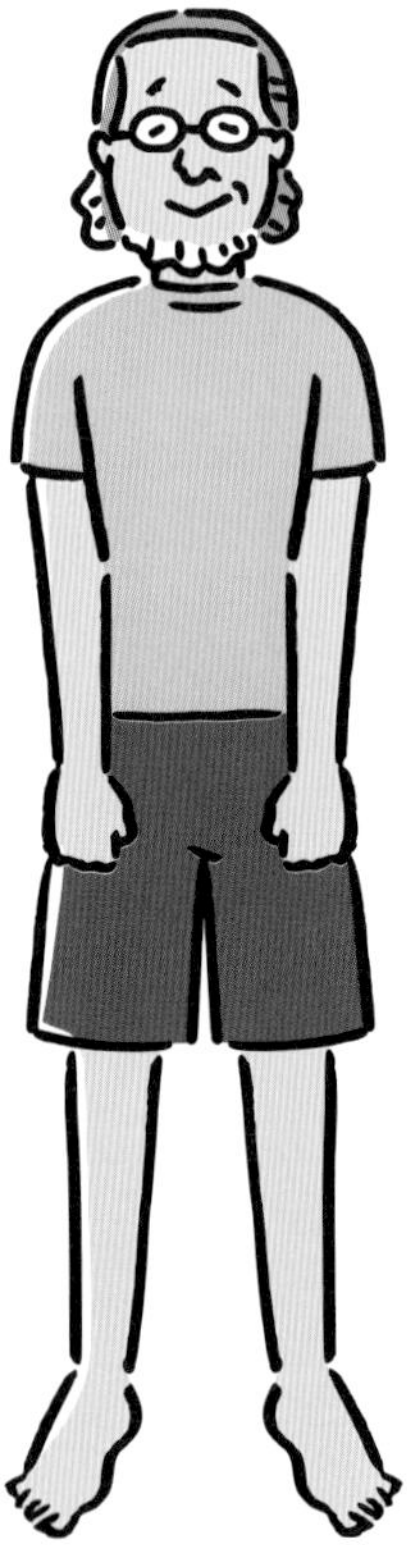

2

両手を握り、お腹に力を入れる

むずかしければ
イスを使って

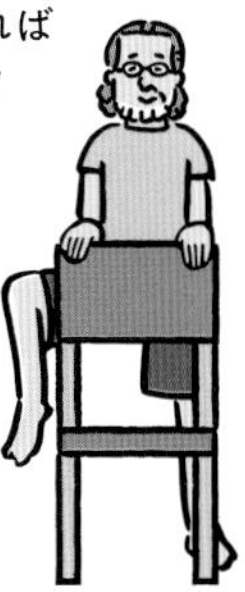

背もたれに両手をかければ体が安定。ただし腸腰筋は強化できるが腹筋強化効果は弱い

ポイント

◉足はつり上げるようにして上げる

◉上半身の筋肉全体を縮めるように力を込める

1セット10回 × 1日2セット

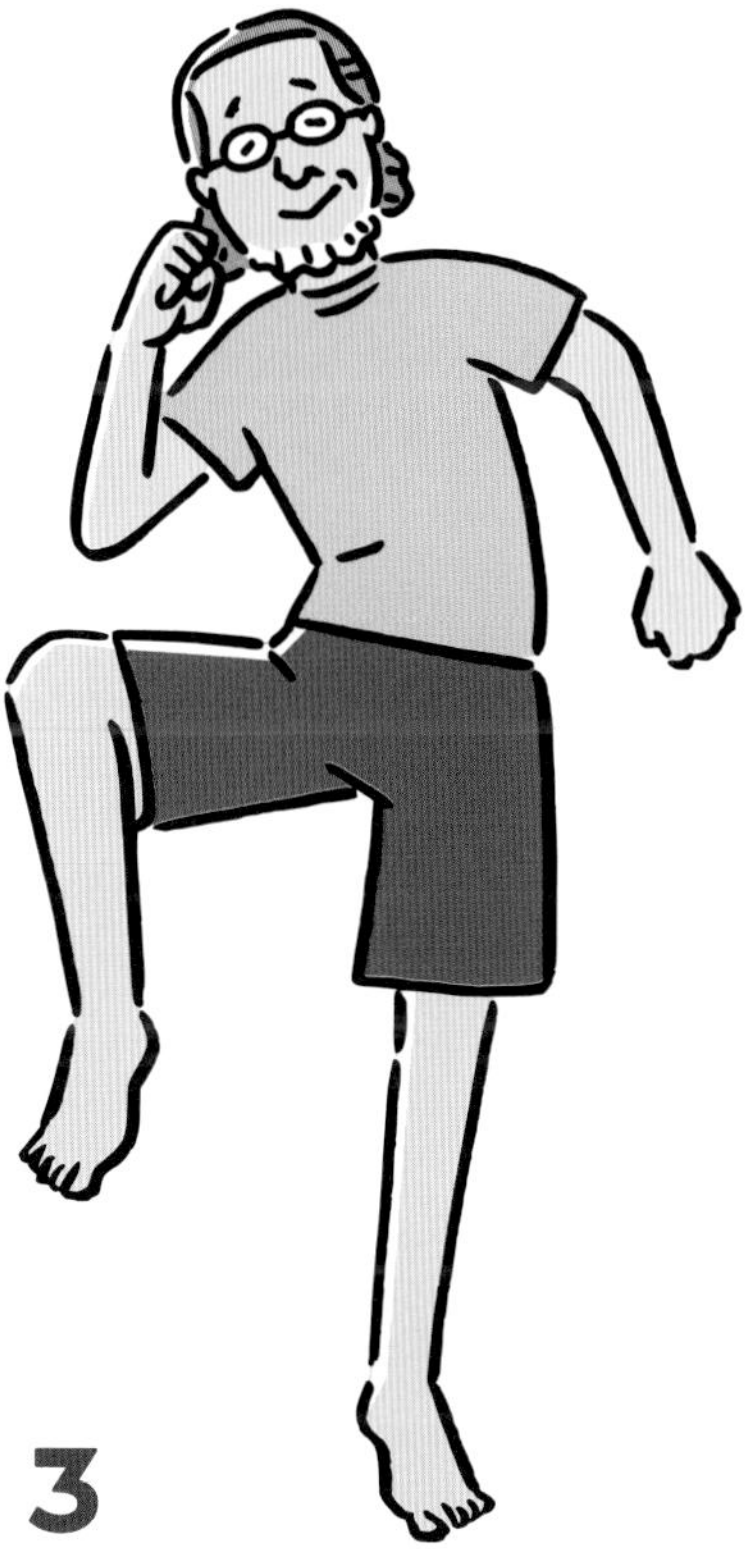

3

腹筋をつぶすようなイメージで、右足を上げると同時に、ひじを曲げて右手を下げる

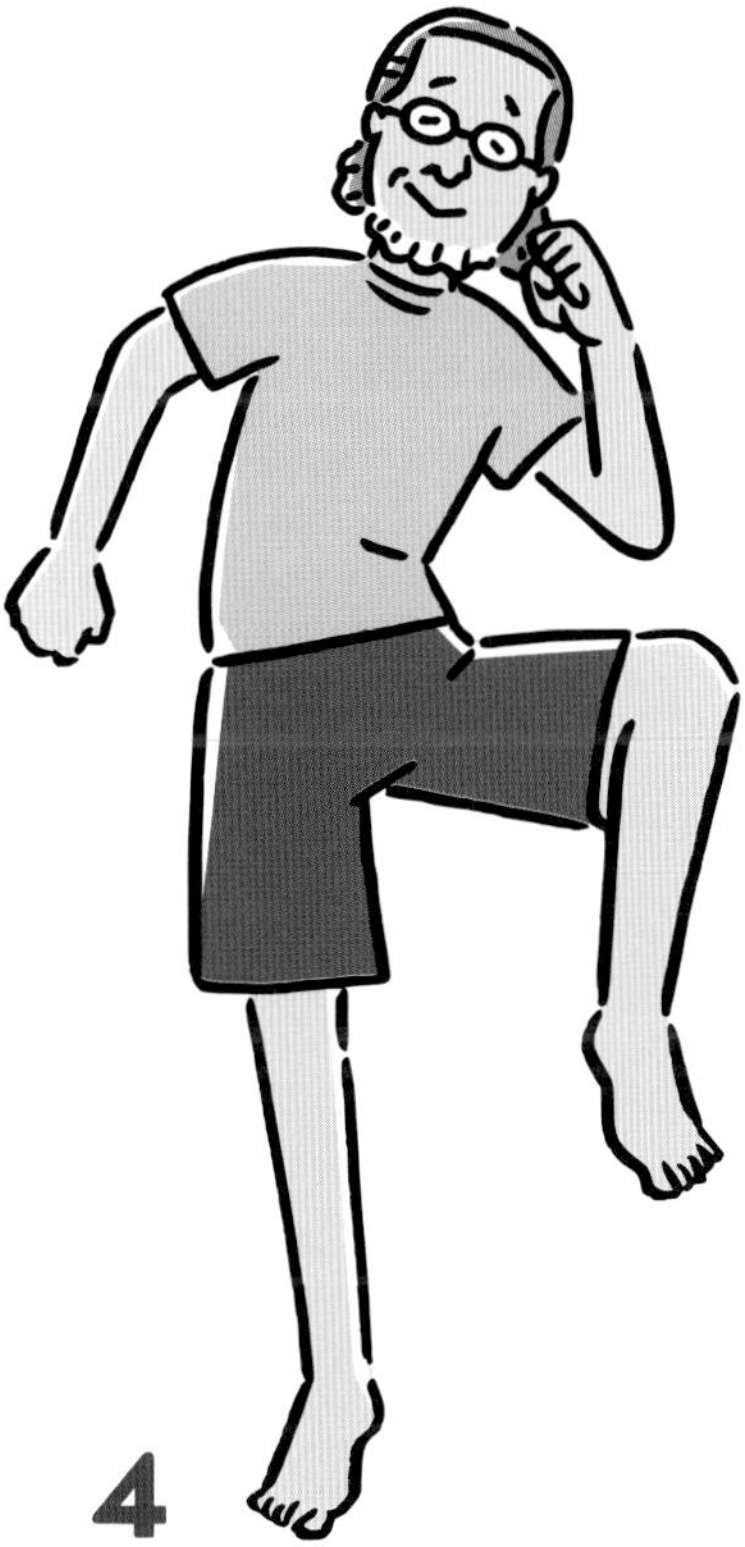

4

同様に、腹筋をつぶすようなイメージで、左足を上げると同時に、ひじを曲げて左手を下げる。**3**~**4**を10回繰り返す

ひざを支える大腿四頭筋を鍛えて関節の機能を維持。
痛みがある人でも悪化を防ぐ効果が期待できる

太ももの上げ伸ばし

1

イスに腰をかけて、背筋を伸ばす。背もたれに背中をつけてもよい

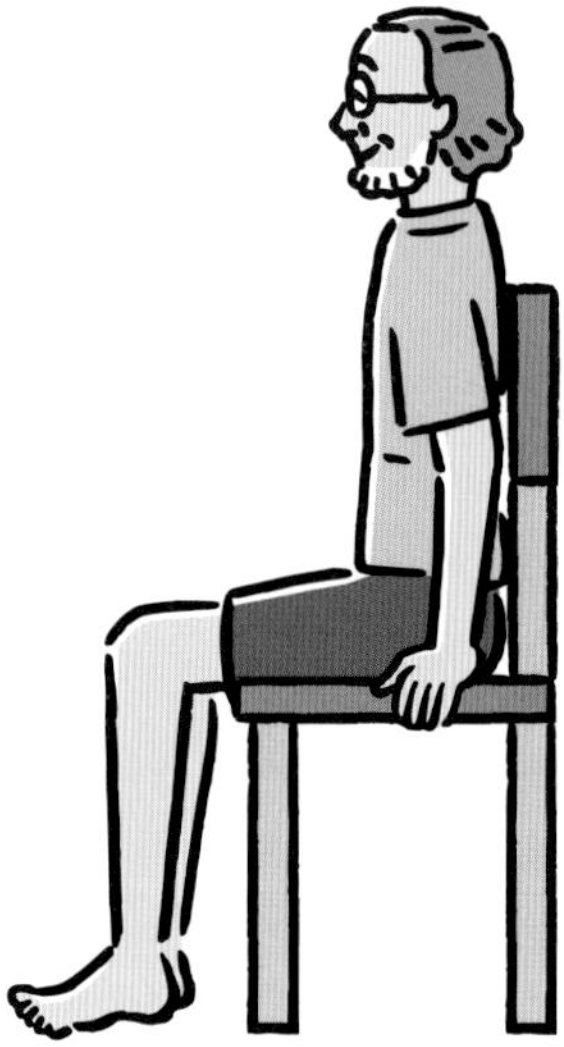

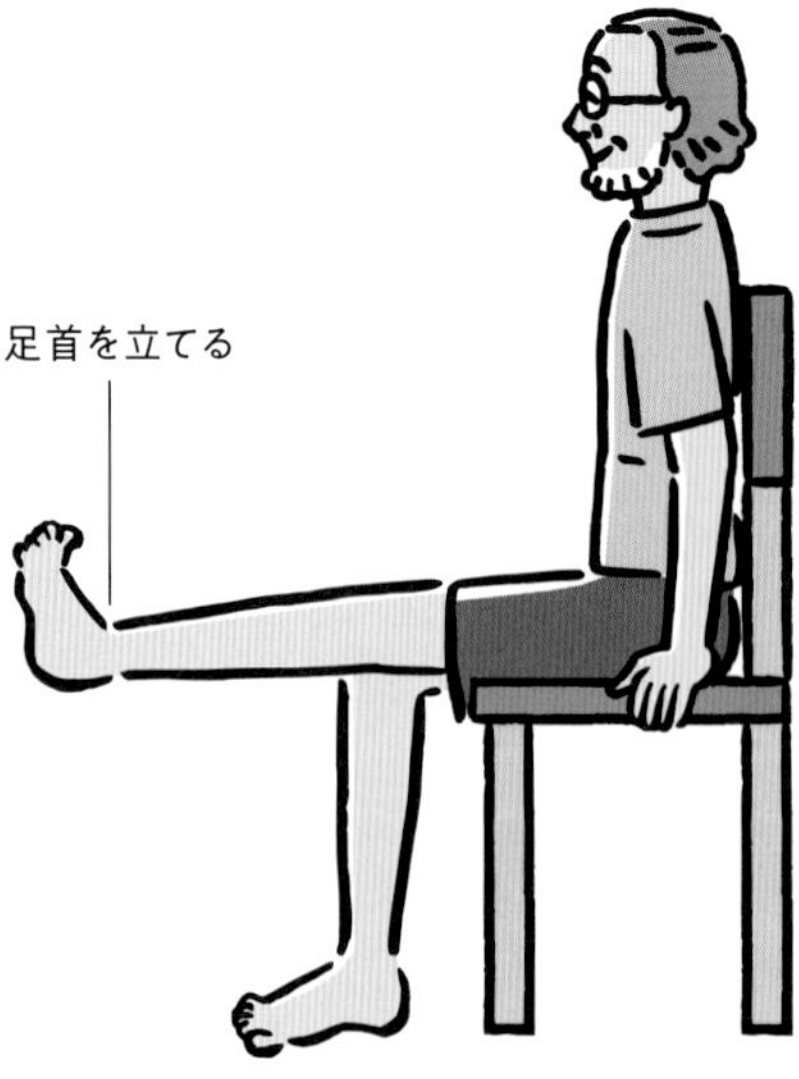

2

片方の脚を上げて水平に伸ばし、足首を立てて、10秒キープ。このときイスの座面の横をつかむようにしてもよい

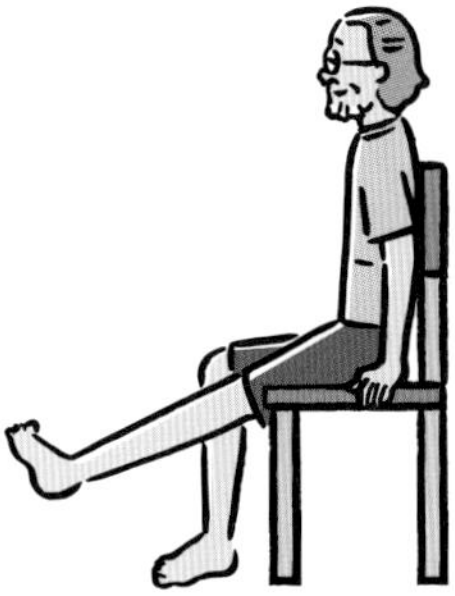

ポイント

◉ひざに痛みが出る人は足首立てを加減する

◉脚が水平に伸ばせない場合はできる高さまででよい

1セット 左右5回ずつ

×

1日 2セット

3

1の姿勢に戻って、脚の上げ伸ばし10秒キープを5回繰り返す

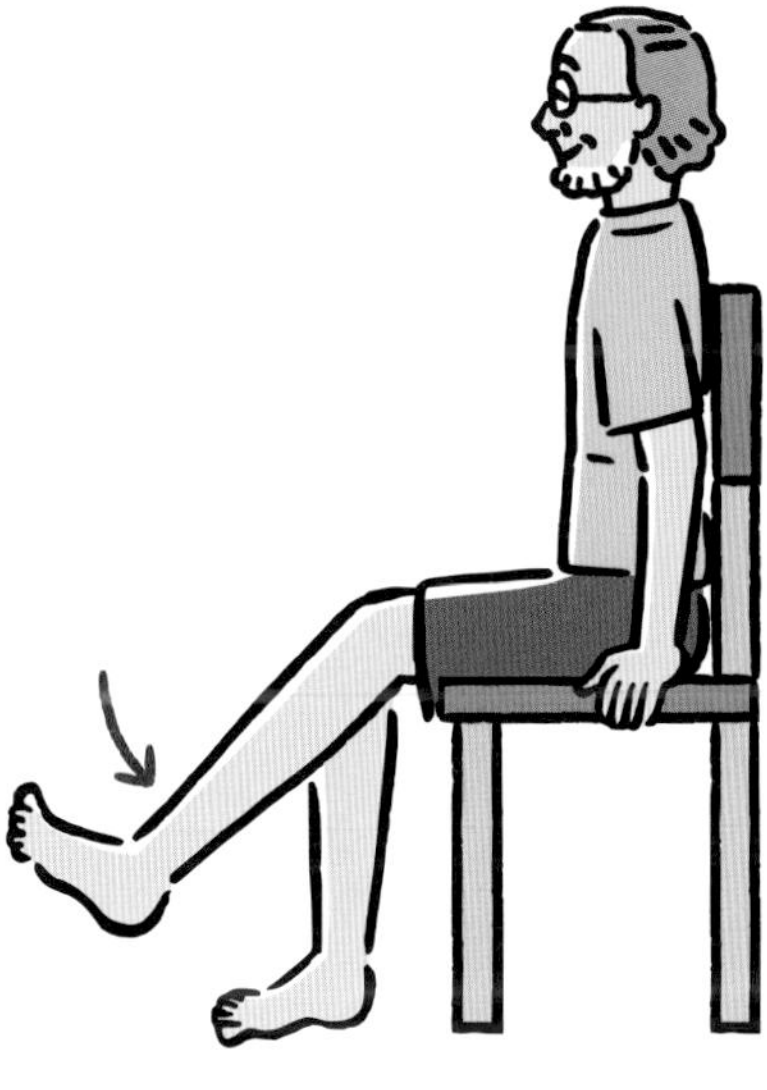

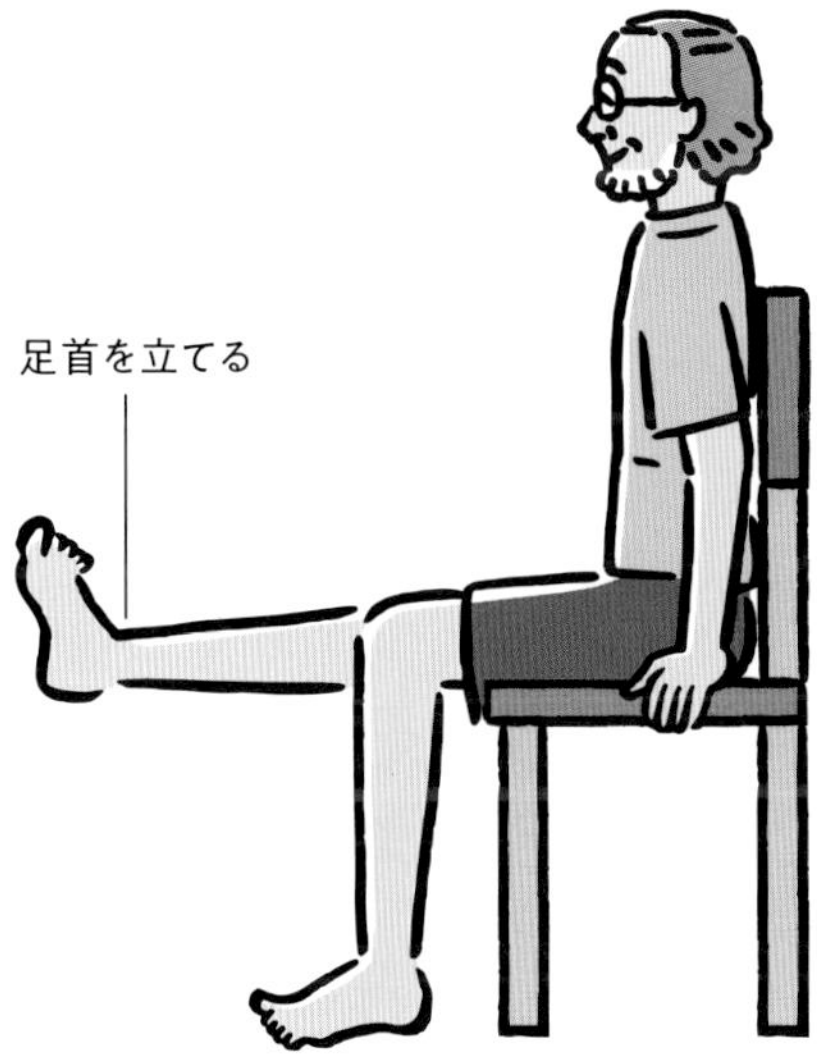

4

反対側の脚も同様に、脚の上げ伸ばし10秒キープを5回繰り返す。これを2～3カ月やると、ひざの痛みが軽減される人が多い

背筋（脊柱起立筋）を強化して姿勢をよくする。
長く立っても疲れにくくなり、腰痛や猫背予防にも

背骨エクステンション

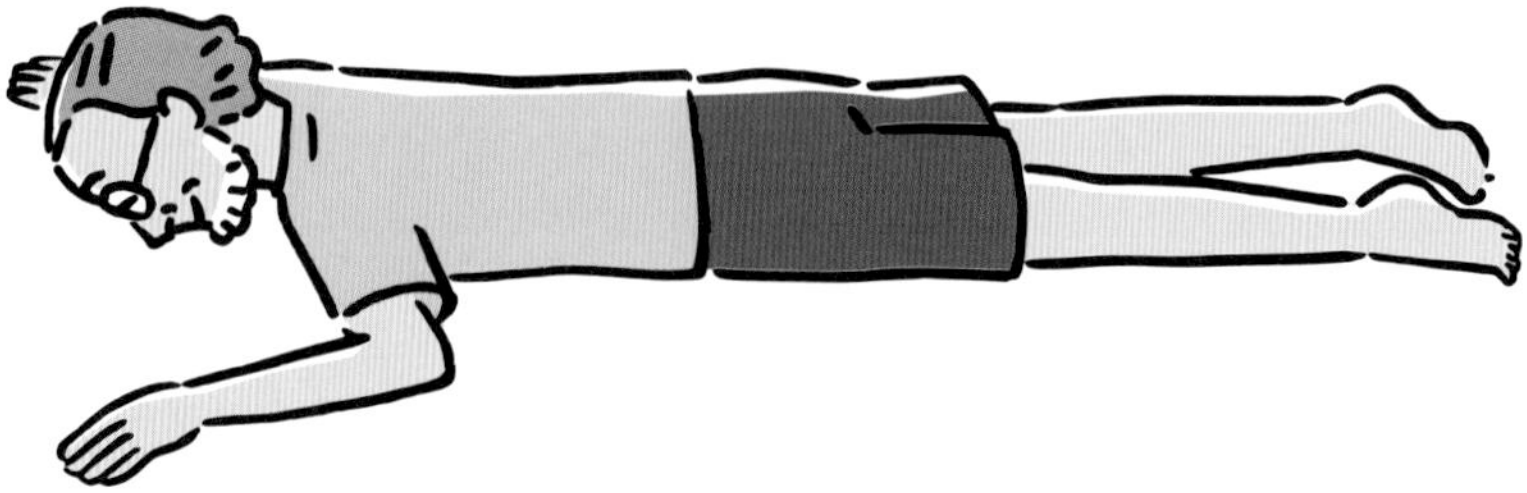

1

うつぶせになり、手はひじを曲げて、顔の横のあたりにおく

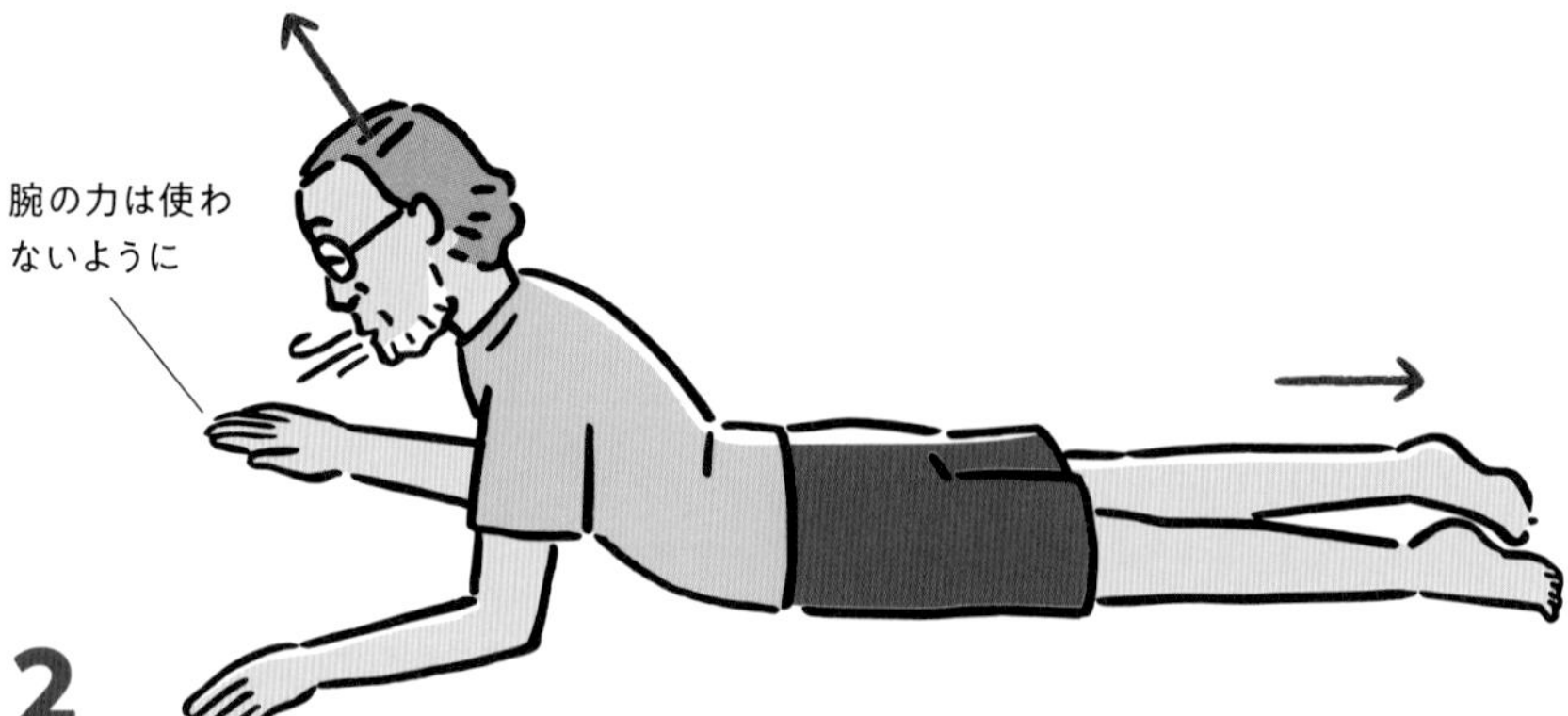

2

息を吐きながら手と腕を床につけたまま、4つ数えながら上体を浮かせる。あごを引き、頭とつま先を反対方向に引っ張りあうようなイメージ。起き上がるときの角度を無理に上げないように。腰痛持ちの人は注意

頭の上げすぎはNG

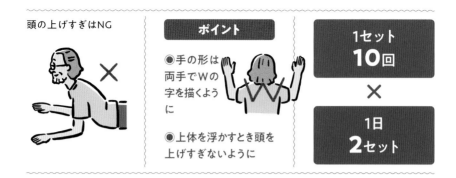

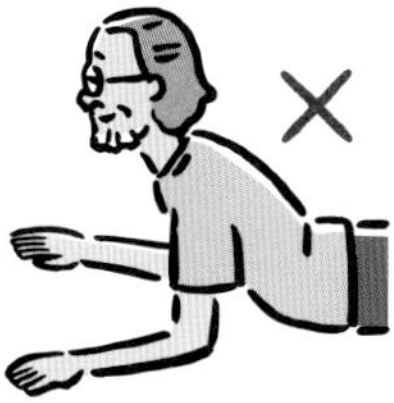

ポイント

◉手の形は両手でWの字を描くように

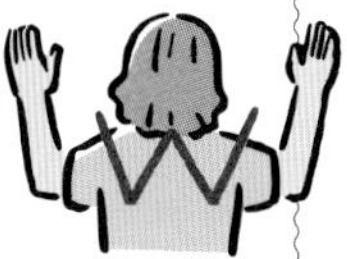

◉上体を浮かすとき頭を上げすぎないように

1セット10回

×

1日2セット

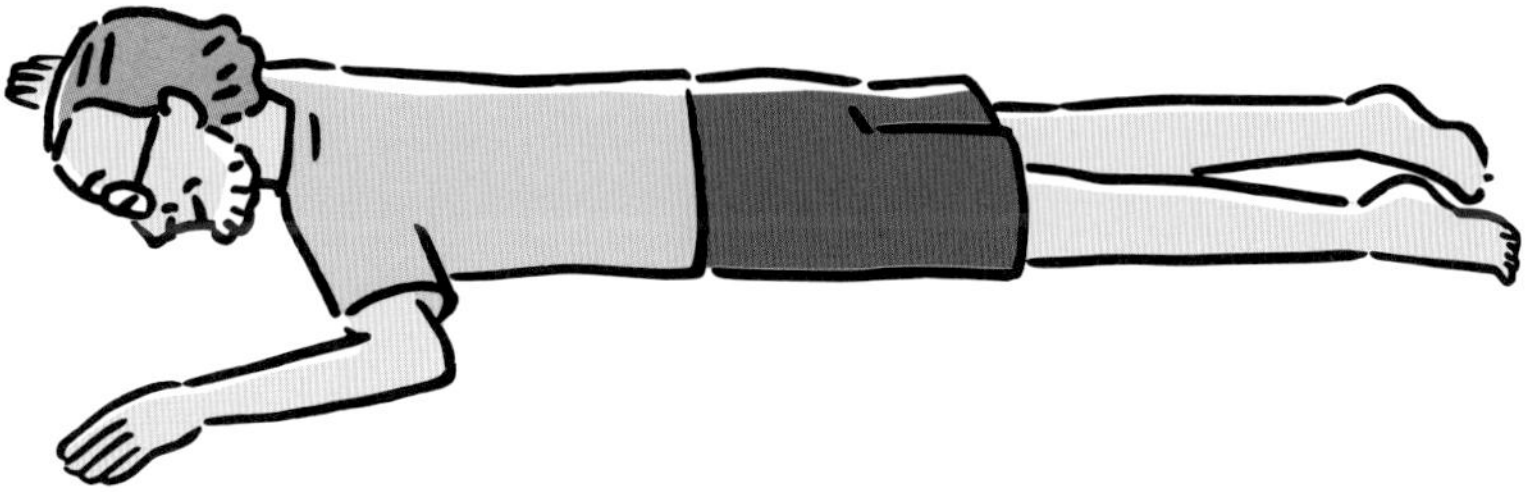

3

4つ数えながら1の姿勢に戻る。**2~3**を10回繰り返す

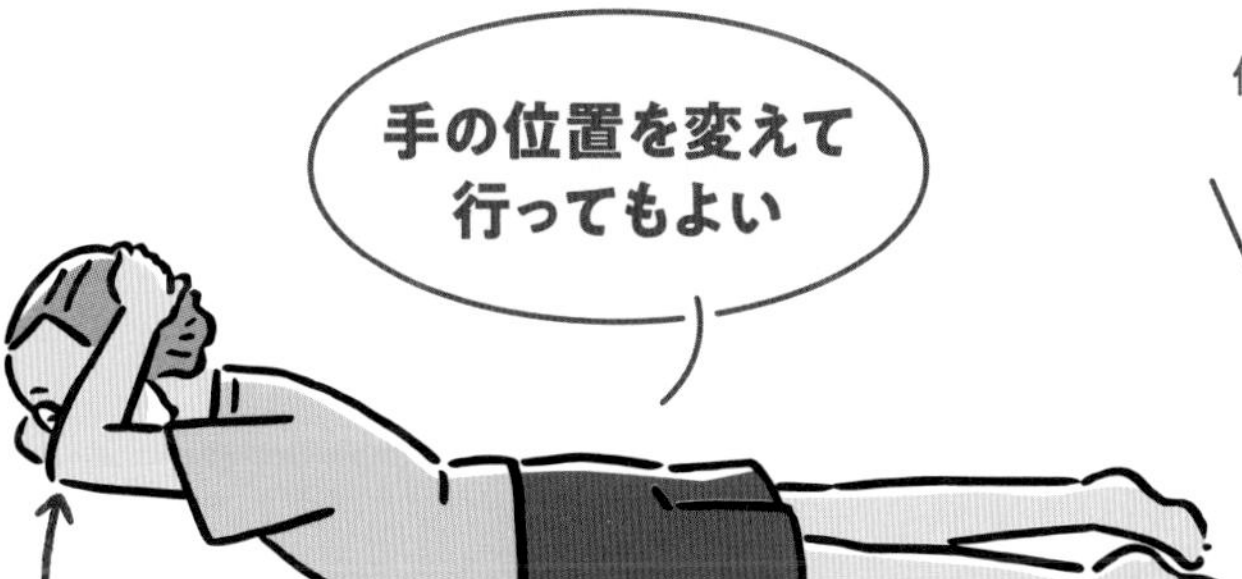
手の位置を変えて行ってもよい

僕はお尻上部で両手を組んで体起こしをしています

両手を頭の後ろで組んで、起き上がるようにしてもよい

自分の足を重りにして腸腰筋を強化。90歳でも
階段を楽々上れる足腰に。腰痛の予防にもなる

マウンテンクライマー

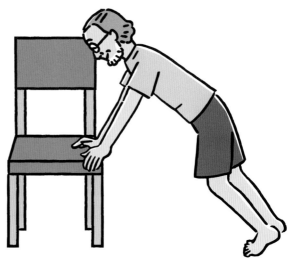

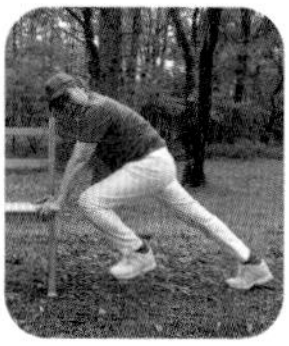

1

イスを用意し、座面に両手をつく

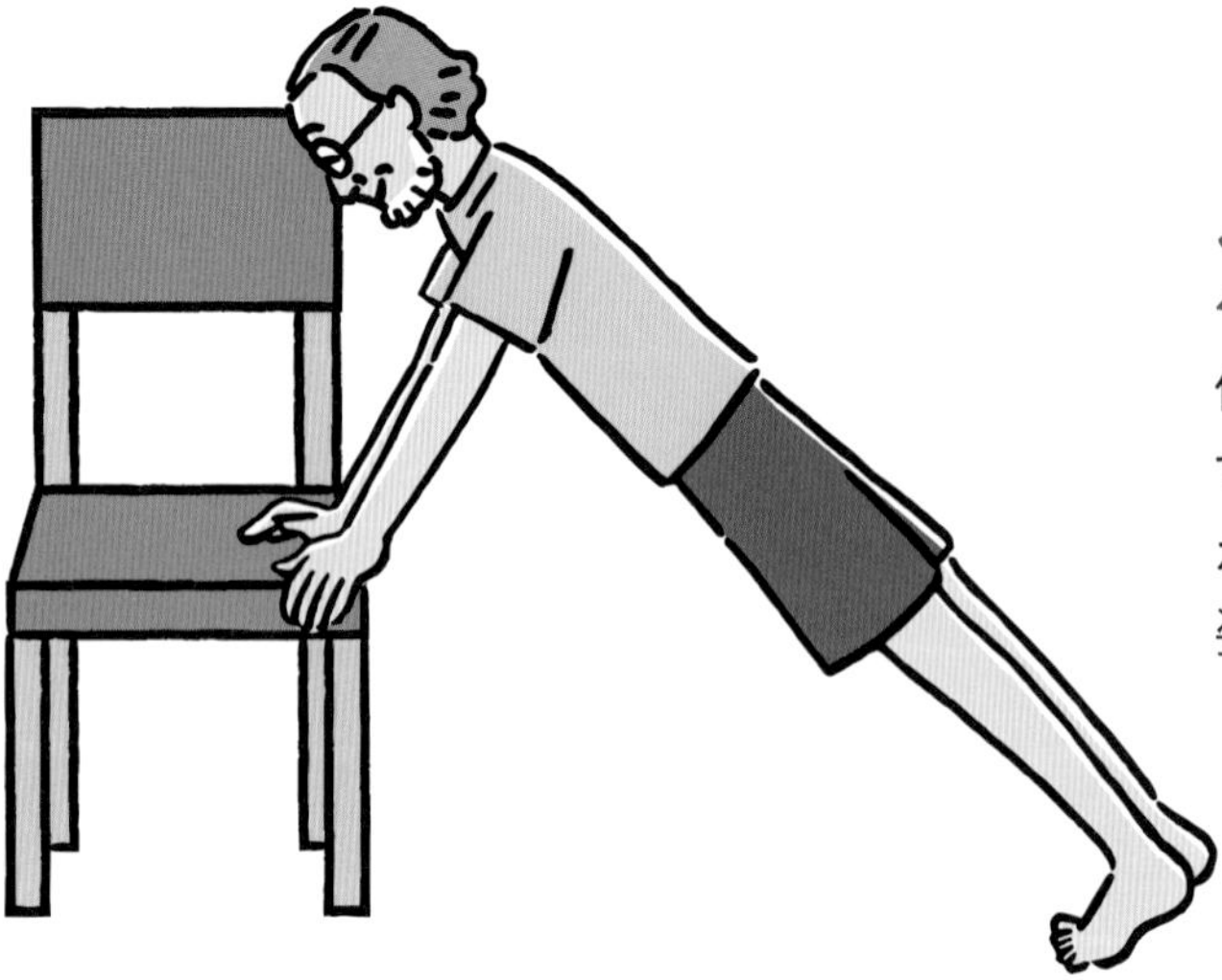

2

体を傾けて腰をまっすぐにし、頭からかかとまで一直線の姿勢をとる

腰が反るのはNG

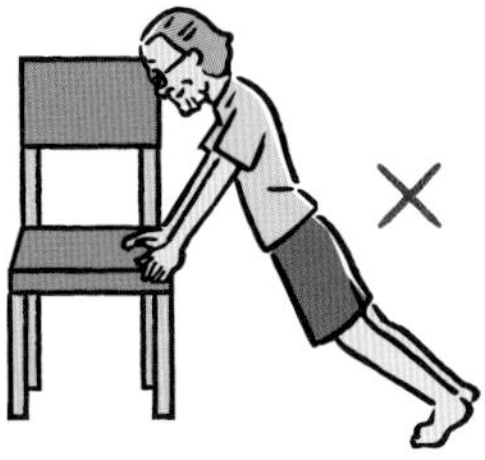

ポイント

◉足を胸に引きつけるときは腹筋と背筋を意識する

◉腰が反ったり丸まらないようにする

1セット 10回

×

1日 2セット

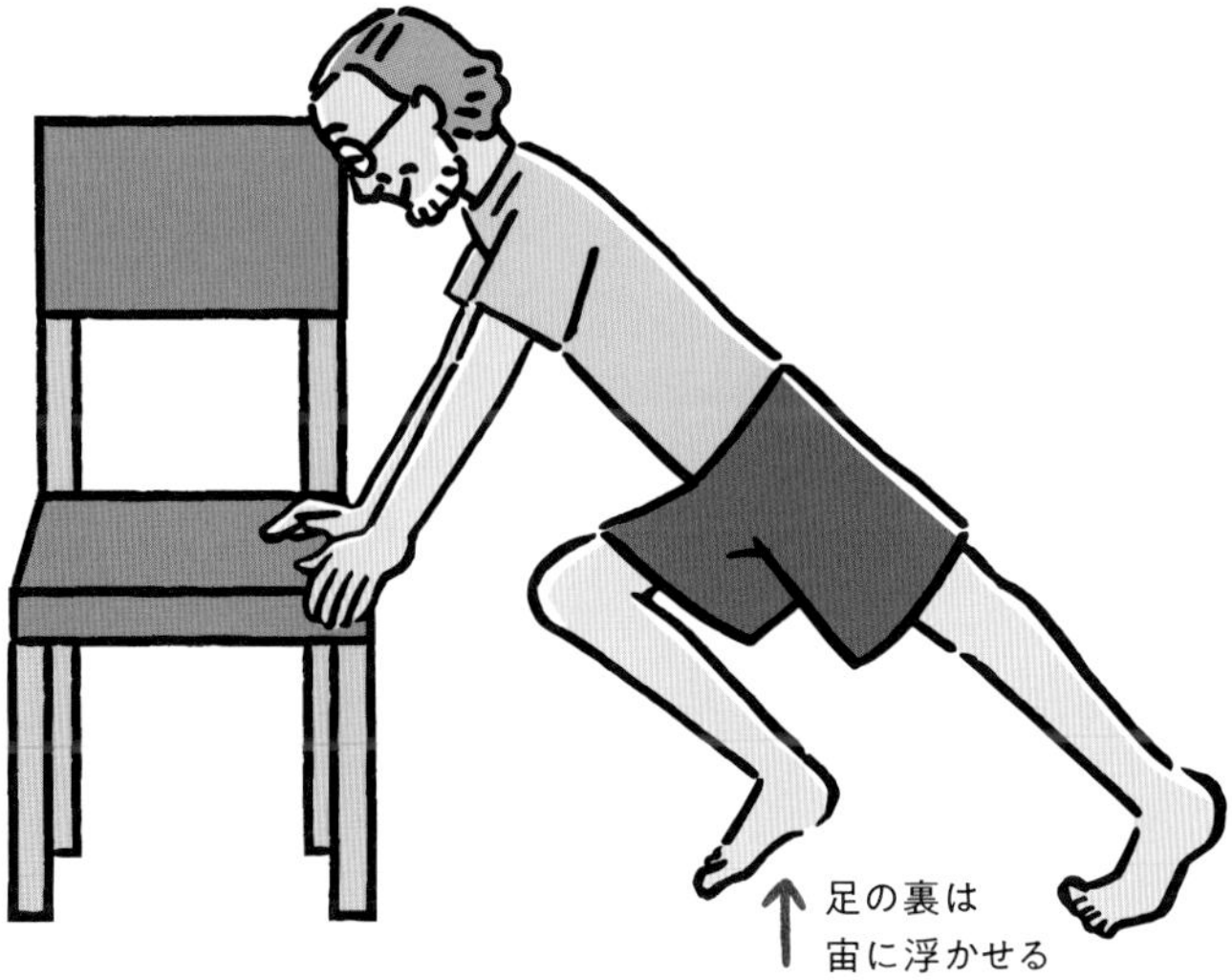
足の裏は
宙に浮かせる

3

2の姿勢を保ったまま右足を胸に引きつけて戻す

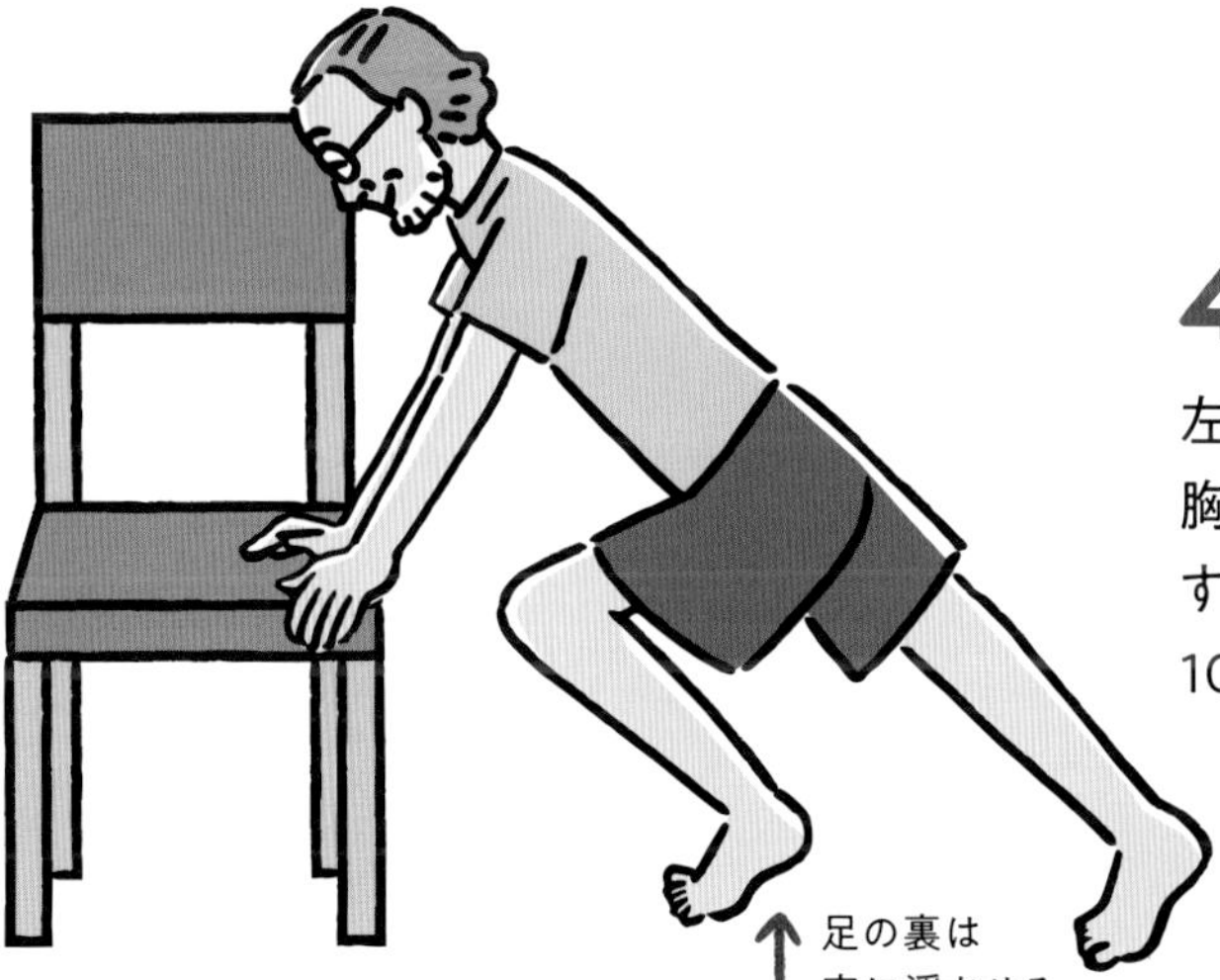
足の裏は
宙に浮かせる

4

左足も同じように、胸に引きつけて戻す。**2**~**3**を交互に10回繰り返す

健康塾のズボラ筋トレ講座も大人気

多くの人は年齢とともに、サルコペニアによる筋力低下や、関節や骨の病気などで移動することが不自由になっていきます。これがロコモですが、やがてそれが重症化すると、抵抗力や体力が低下し、フレイルの状態になり、要介護状態へと進みます。要介護のリスクは、ロコモになると3・6倍になり、フレイルになると4・6倍にはね上がります。

前述の宣言（18ページ）では、フレイル・ロコモは気付かないうちに進行していることが多いため、早いうちから幅広い年代に対応することが大事で、適切に対応すれば予防・改善できることを強調しています。

その取り組みとして始めたのが、前述の鎌田塾で行っている「ズボラ筋トレ講座」。本書で紹介している究極の健康長生き筋活レシピ19の約7割も、実際に溝上薬局の運動指導士さんたちが塾生に指導しているメニューです。講座の参加者（63〜92歳）を対象に行ったアンケート調査から塾生のコメントをいくつか紹介しましょう。

「体を動かすことの大切さを感じる」「毎日続けたらいい結果が出そうです」「短時

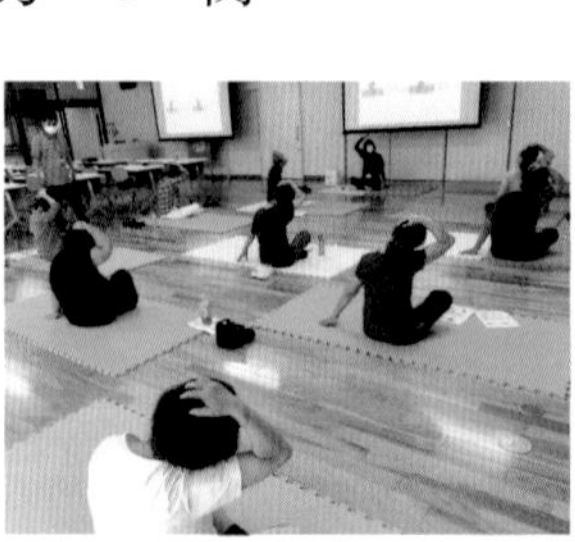

鎌田塾の筋活風景

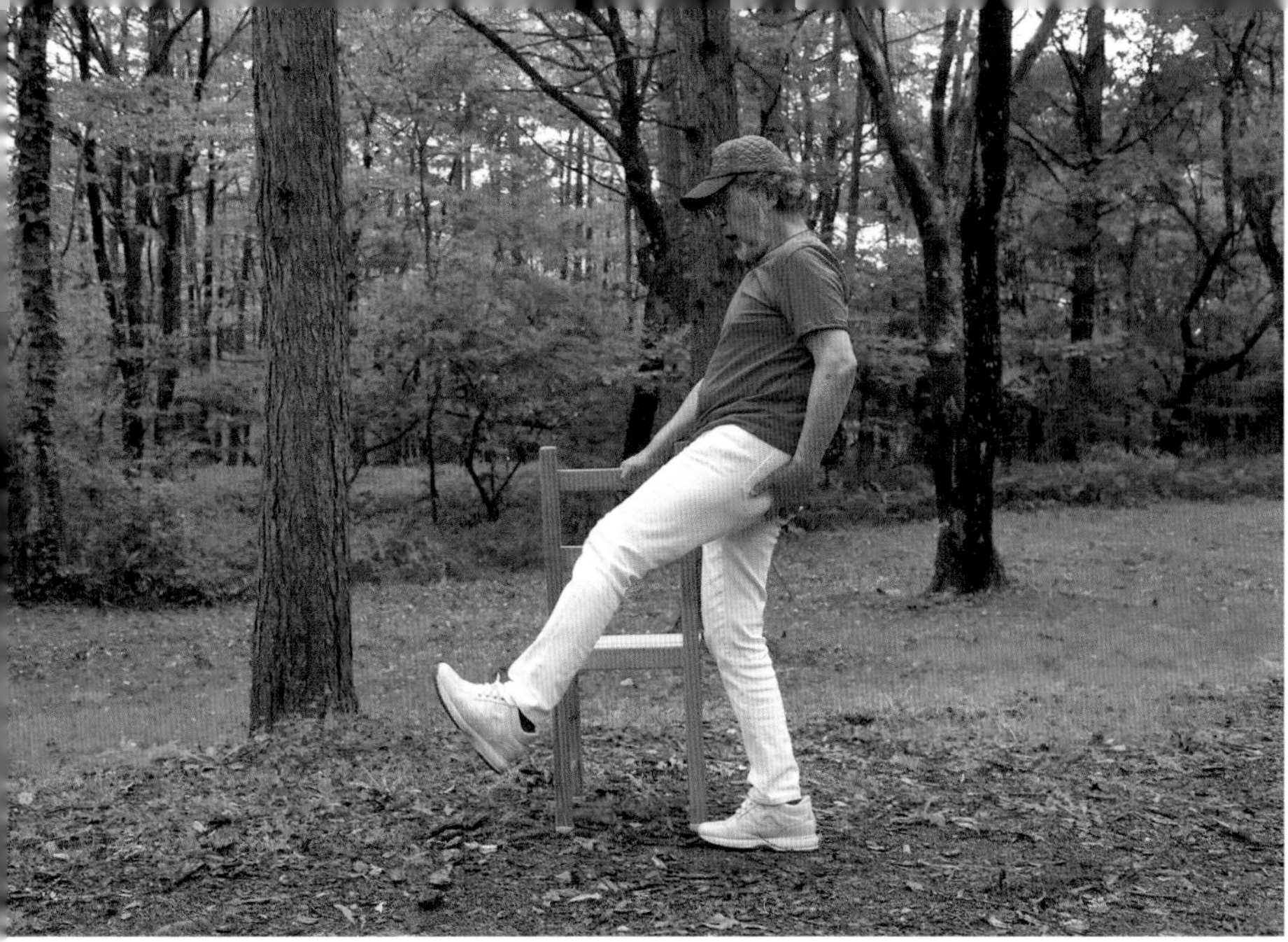

ひざが痛い人でもできる「ひざ痛のエクササイズ」（やり方は46ページ）

間でできるのでこまめにしたいと思います」「今日行った内容を思い出して家でもやってみようと思いました」「わかりやすく実行してみようという気になりました」「名前がよかった。ズボラ筋トレなので取り組みやすかった」などのコメントが印象的でした。

最後に、ひざ痛のための運動についてお話しします。ひざに痛みが出る「変形性膝関節症」と診断されている人でも、重度でない限り、運動が推奨されています。

すでに痛みがある人は、医師の診察を受けてから行うことが前提ですが、痛みを感じない範囲で動かすことは、ロコモ予防としても大切です。46ページから、ひざ痛がある人でもできる2つの筋活を紹介します。ひざが痛い人はこの運動から始めてみましょう。

痛くない範囲で動かせばひざ痛でも筋力低下を予防。
太ももとお尻の筋肉を強化しヒップアップ効果も

ひざ痛の エクササイズ

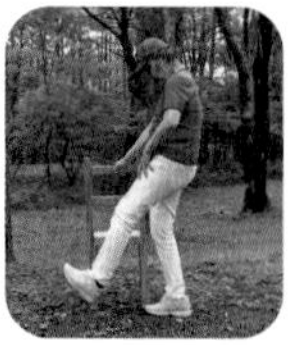

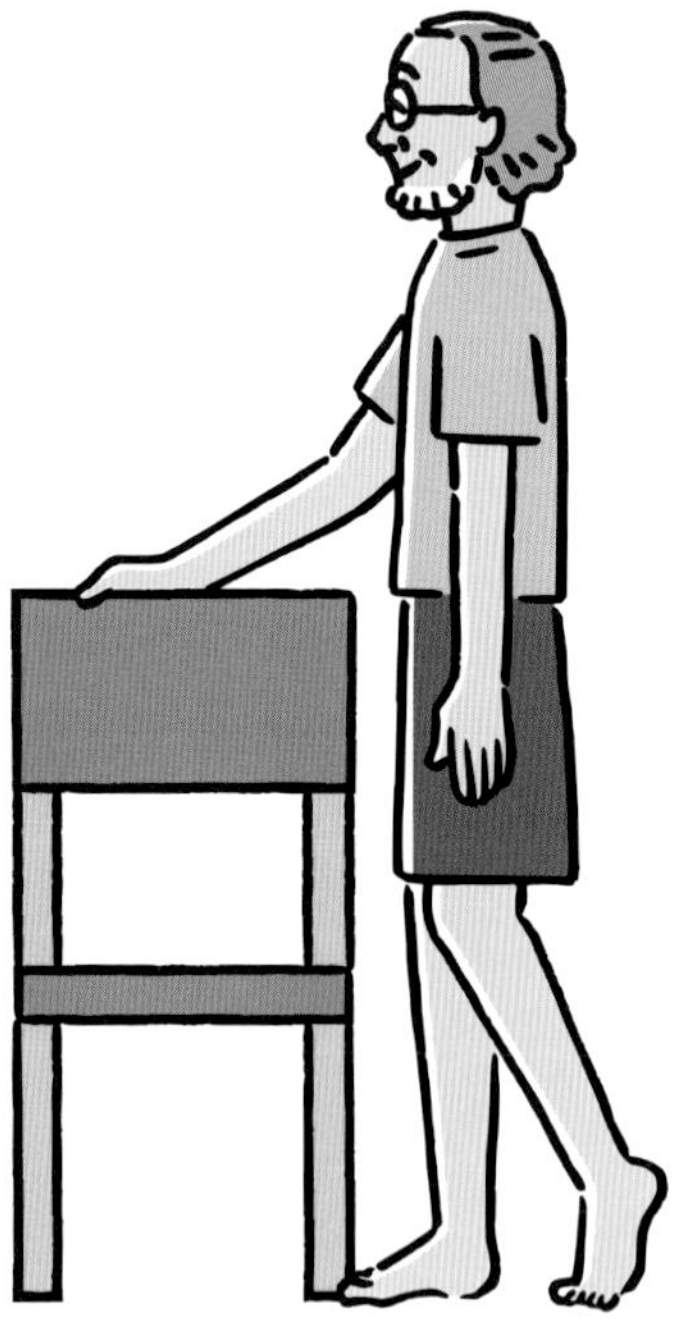

1

イスの背もたれに手をあてて立ち、片足を後方におく。足はまっすぐ伸ばさなくてよい

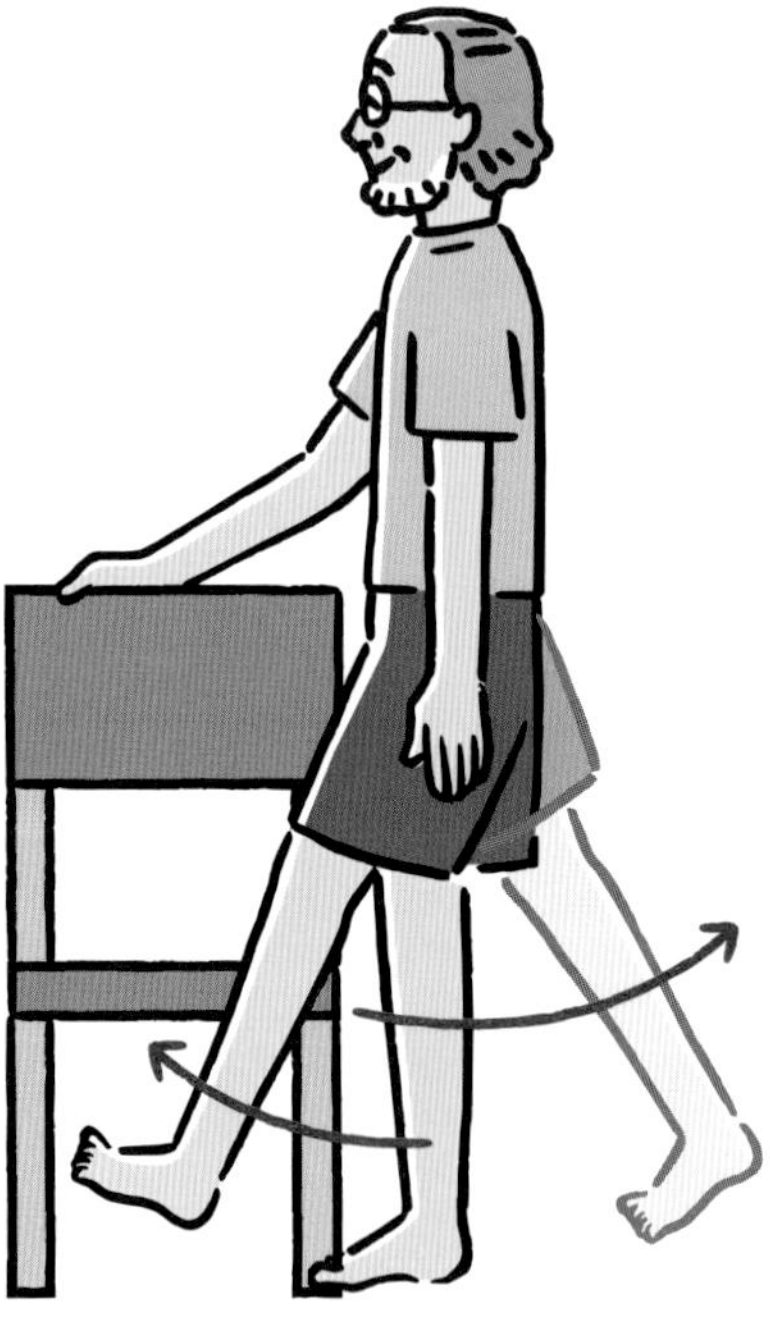

2

1の姿勢から脚を前方に動かして、次に脚をそのまま後ろへけり上げる

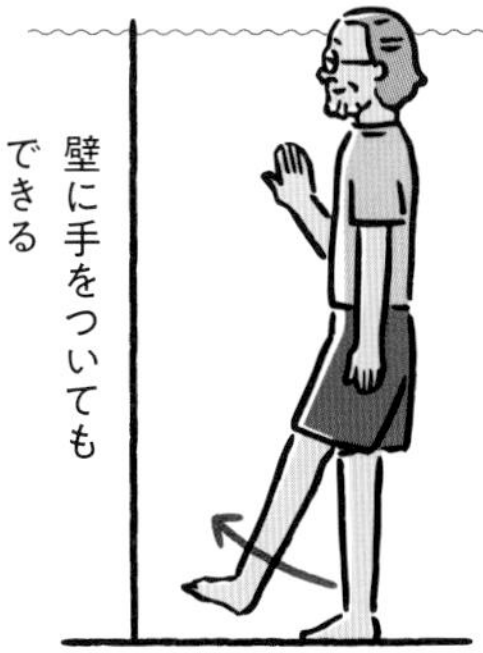
壁に手をついてもできる

ポイント

◉ひざに痛みが出ない範囲で行う

◉壁を支えにしてもよい

1セット 左右それぞれ10回

×

1日 2セット

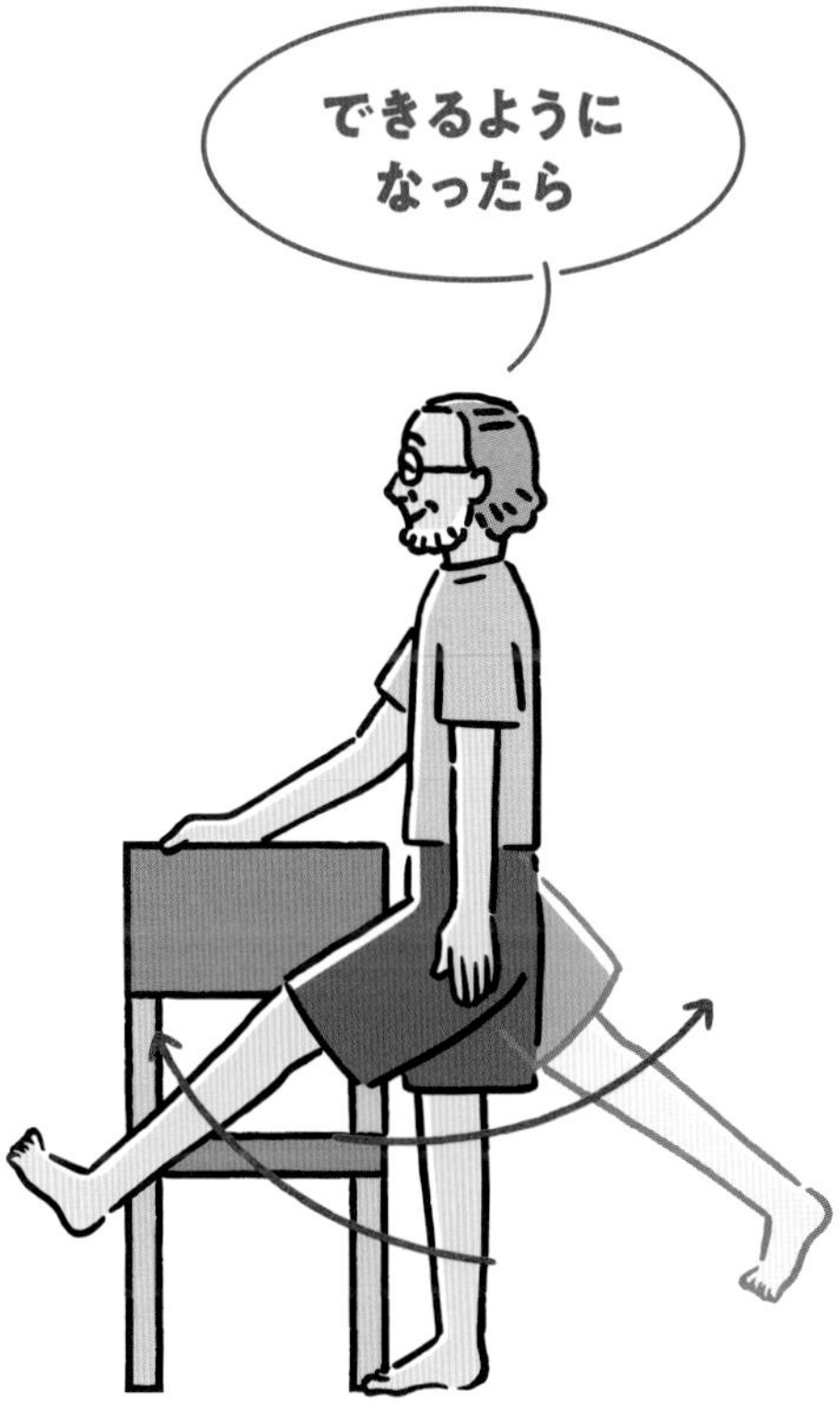
できるようになったら

足を大きく前後に動かすようにすると筋力がさらにアップ

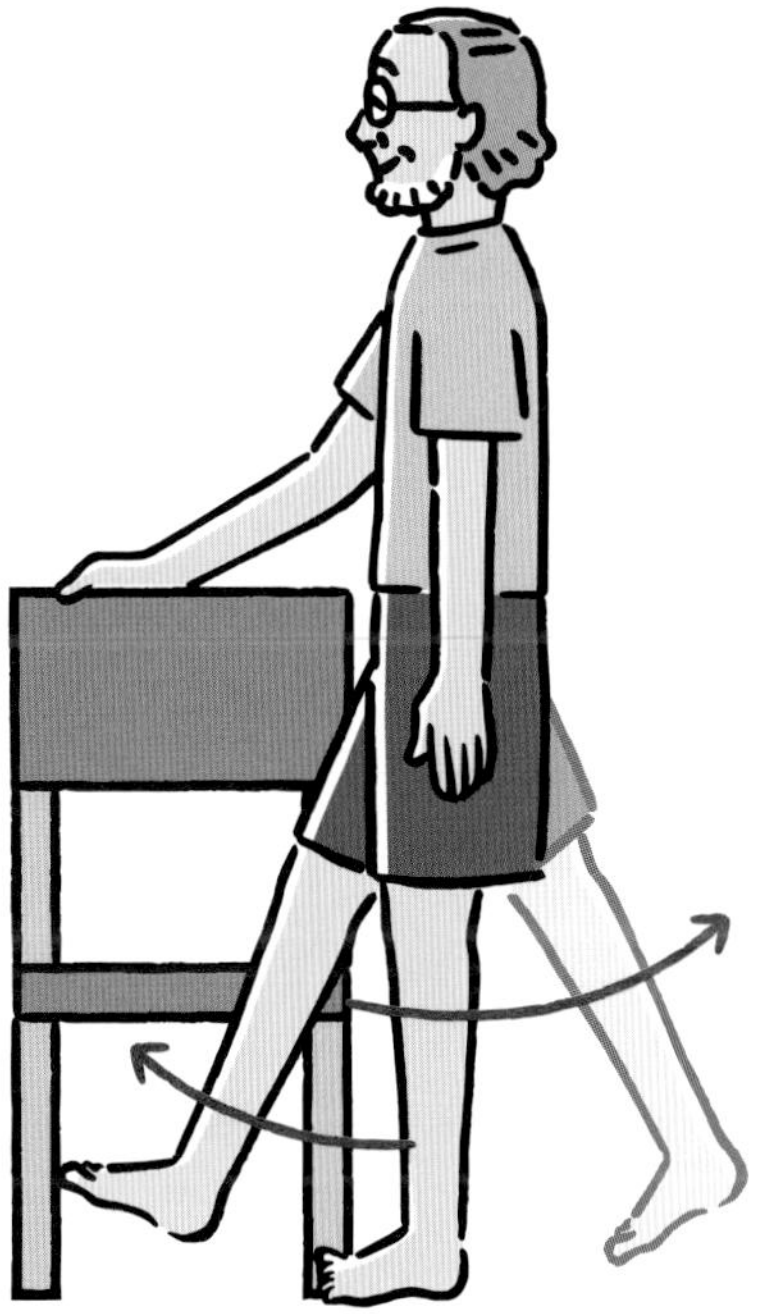

3

もう一方の足も同じように行う。左右それぞれ10回ずつ行う

ひざが痛い人でも下肢全体の筋肉が楽々
強化できる。転倒しにくくなり骨折予防にも

足首の曲げ伸ばし

1

背筋を伸ばしてイスに浅めに腰をかけ、右足を床から少し浮かせて、足首を2回立てる(曲げる)

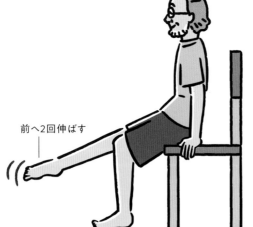

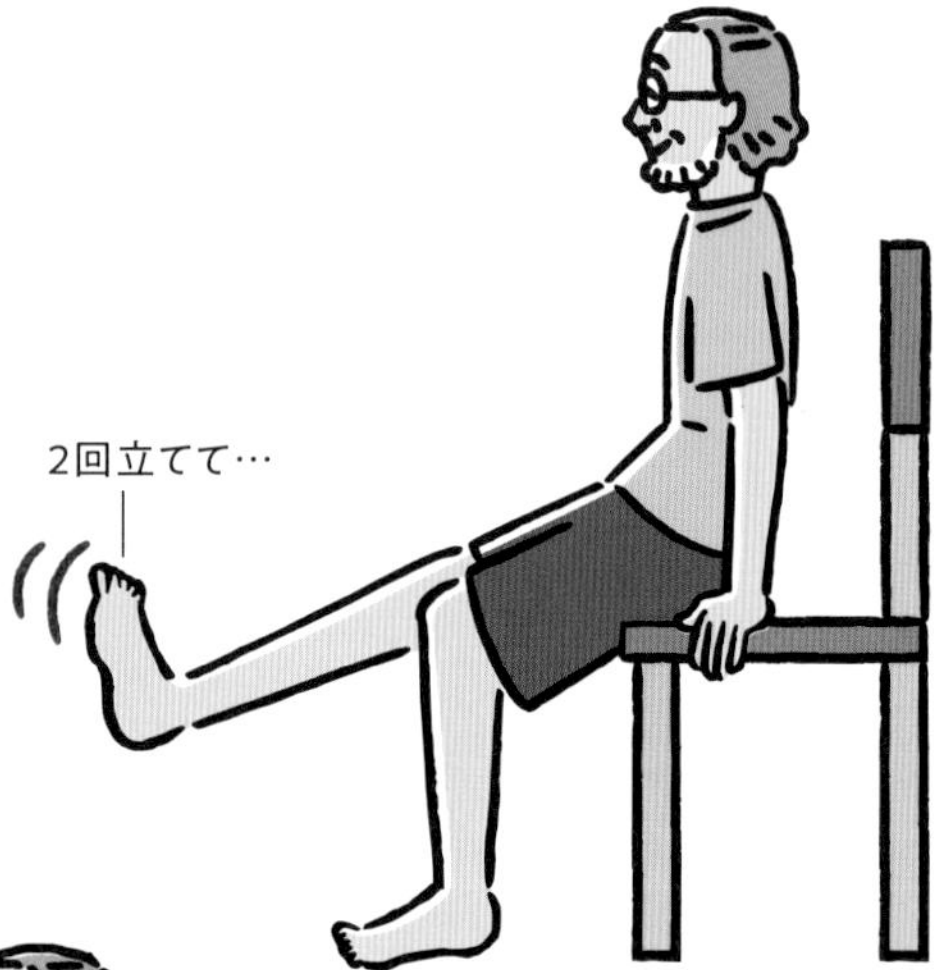

2

右足の足首をバレリーナの足のように前に2回伸ばす

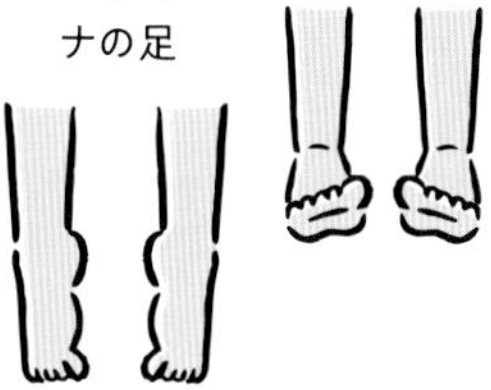

ポイント

◉足は腰幅くらいに開いて座る

◉足首の曲げ伸ばしはしっかり行う

1セット 左右交互に5回

×

1日 2セット

3

左足も同じように、足首を2回立てる、バレリーナの足のように2回伸ばす。右足と左足を交互に5回ずつ繰り返して1セット

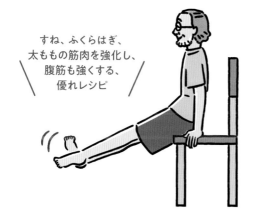

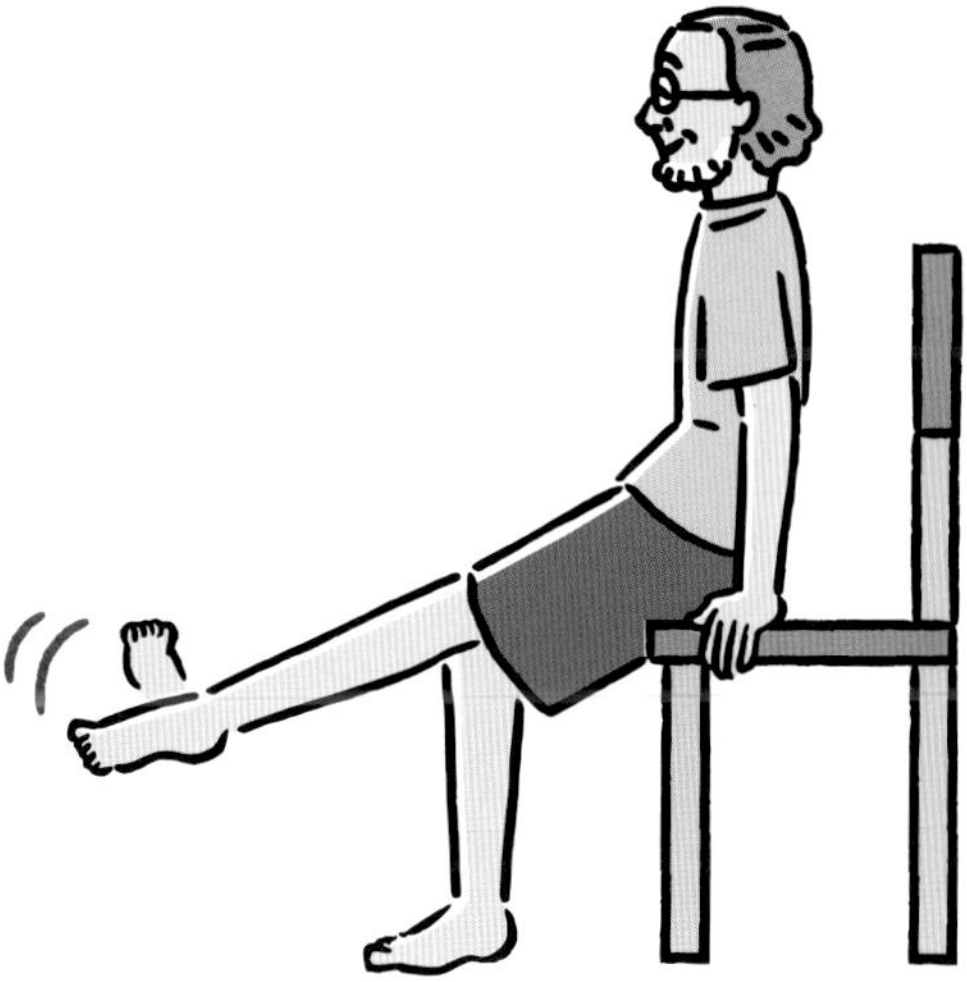

すね、ふくらはぎ、太ももの筋肉を強化し、腹筋も強くする、優れレシピ

慣れてきたら、両足一緒に行う。足首を2回立て、2回伸ばす。これを10回繰り返して1セット

筋トレだけでは足腰は強化できない たんぱく質をしっかりとって筋肉量を増やす

たんぱく質をとらないと筋肉は増えない

筋トレだけで筋肉量を増やすことはできません。そこで、筋肉の材料であるたんぱく質をとることが重要になります。

たんぱく質は、筋肉はもちろん、骨や血管の壁など、体をつくる大切な栄養素。不足すると、脳卒中を起こすこともあります。日本では欧米人のようなコレステロールが原因で太い血管が詰まるタイプよりも、たんぱく質不足で血管の壁がもろくなり、細い血管が破れたり詰まって起こるタイプが多いといわれています。

ボストン大学医療センターの研究では、1日平均100gのたんぱく質を摂取している人は、摂取量が少ない人よりも高血圧のリスクが40％低いと発表しています。たんぱく質不足で血管がもろくなり、高血圧を起こしていると考えられます。

1日にとるたんぱく質は60g以上

1日のたんぱく質の推定平均必要量は、成人男性で50g、成人女性で40gとされています。さらに高齢になると、筋肉の老化が若い人よりも早く進むため、現状の筋肉を維持するだけでも1日60g必要といわれています。

しかし、僕たちが普段食べている和食は、どうしても炭水化物が多くなり、たんぱく質が不足しがちです。さらに年齢とともに肉や魚を食べる回数が減る傾向にあるので、たんぱく質不足に拍車がかかります。現在、日本の高齢者で1日60g以上のたんぱく質をとれているという人は、ごく少数ではないでしょうか。

90歳の壁を超えようと思ったら、最低でも72gはゆずれないところです。理想をいえば、体重1kgあたり1・2g～1・5gはとってもらいたいのです。体重60kgの人なら、72g～90gのたんぱく質が必要という計算になります。

たんぱく質が足りないと、運動しても筋肉はやせ細っていくので、やがてフレイルになり、それにより行動範囲や活動量が少なくなると、寝たきりや認知症のリスクも高くなっていきます。

たんぱく質はいろんな食品からこまめにとる

たんぱく質というと、肉というイメージがあります。もちろん、牛肉や豚肉、鶏肉などの肉類は100gでおよそ20gのたんぱく質をとることができます。でも200gのステーキを食べても40gくらいしかとれないことになります。そこで、いろんな食品からこまめにたんぱく質をとることが重要になってきます。魚種によって差がありますが、魚は100gでおよそ20g、卵は1個で約6g、木綿豆腐半丁が約10g、納豆1パックで約8gのたんぱく質がとれます。

1人暮らしの人など食事内容が偏りがちで、たんぱく質が十分とれないという人も多いでしょう。最近はカップ麺などでもたんぱく質を多く配合した商品が登場しています。「高たんぱく」などの表示があるので、探してみるのもよいでしょう。また、若い人がよく利用しているゼリータイプのプロテイン（たんぱく質）もおすすめです。僕はこういう商品は高齢者こそ利用すべきだと考えています。この他、プロテイン入りミルクやプロテインの多いヨーグルトなどの商品もあります。食事だけでは必要な量がとれていない人は、こういうものも利用してはいかがでしょうか。

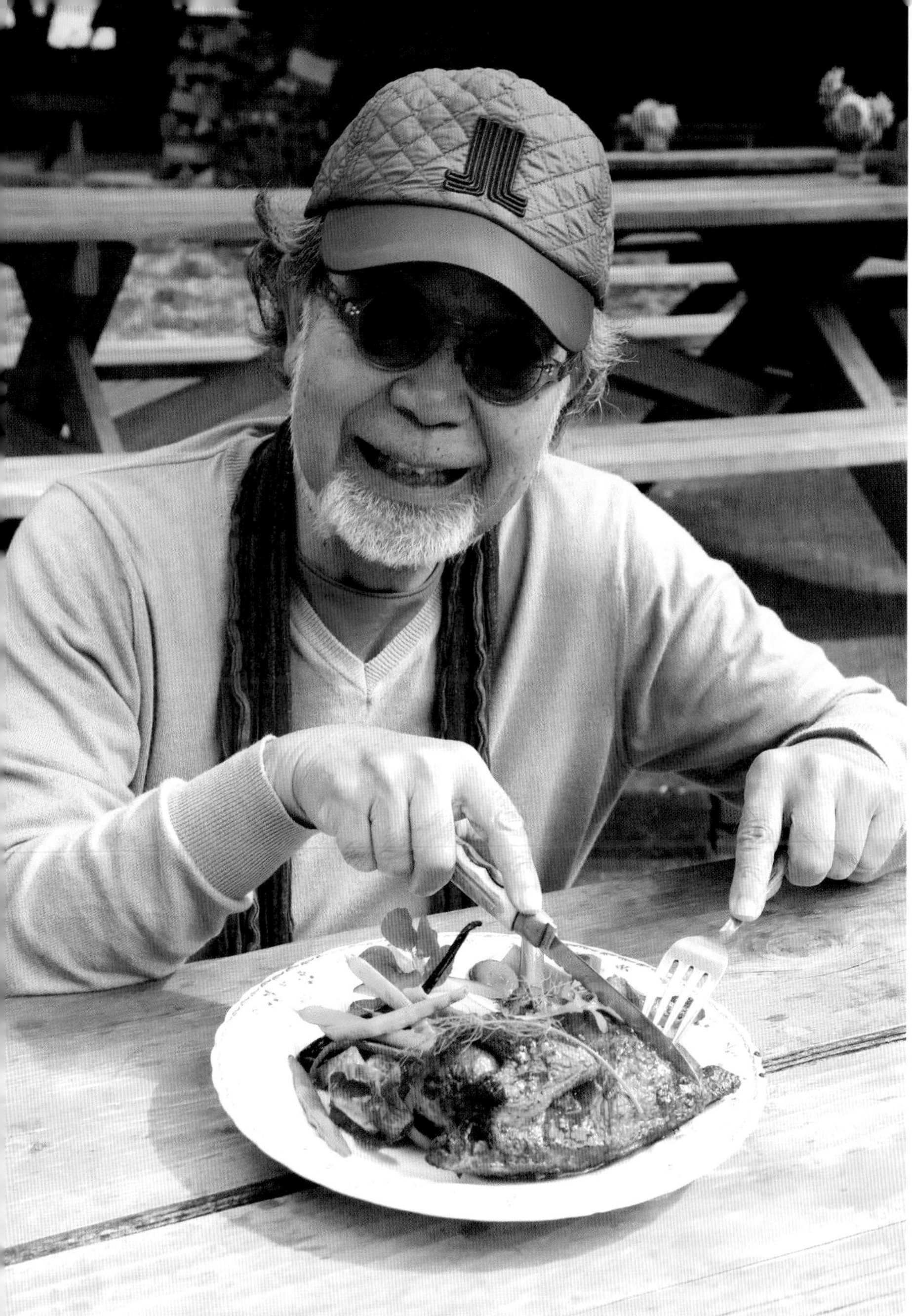

肉類はたんぱく質の宝庫。高齢者こそ肉を食べるべき

骨を強くすることで筋活の効果がさらにアップ 食事と運動の「骨活」で転んでも折れない骨をつくる

骨が丈夫なら転んでも折れない

僕は長野県の農村地域で長く医療活動をしてきましたが、そこで、骨に関する大きな問題に気がつきました。背中や腰が曲がった高齢者をよく見かけるのです。多くは「脊柱後弯症」（猫背）という背骨の変形です。脊柱後弯症の原因は骨粗しょう症。骨粗しょう症が進むと、背骨が圧迫骨折を起こしたり、骨と骨の間のクッションの役割をしている椎間板がつぶれたりして、背骨の変形が進むのです。

また症状が進むと、転倒して大腿骨を骨折し、それがきっかけで寝たきりになる高齢者も珍しくありません。

骨粗しょう症を予防すると、転んでも骨が折れにくくなりますから、要介護の予防になります。このような丈夫な骨をつくる活動が「骨活」です。

かかと落としで骨が強化される

骨粗しょう症を予防するメリットは、骨折の予防だけではありません。もう1つ、骨の健康を守ると、全身の健康も守られるのです。骨から出るオステオカルシンというホルモンは、血糖値を下げたり、メタボリック症候群（以下、メタボ）を予防する働きがあります。また骨が強いと活発に動けるので、糖尿病や高血圧などの生活習慣病の予防、改善にもつながります。

骨活で第1にすすめたいのが56ページの「骨活かかと落とし」という運動です。骨粗しょう症の予防というと、カルシウムが大事だと思っている人がほとんどだと思いますが、運動しないと骨は丈夫になりません。かかと落としは、かかとをストンと落とすときに骨をつくる骨芽細胞に刺激を与え、骨を強化します。

ウォーキングも骨活になる運動なので、前述の速遅歩き（18ページ）なども積極的に行ってもらいたいのですが、長野県をはじめ、雪の降る地方は冬に外で運動すると、転倒の恐れがあります。悪天候の日は無理にウォーキングをするより、室内で骨活かかと落としやジャンプ、本書で紹介した筋活運動を行うことをおすすめします。

骨芽細胞に刺激を与え、転んでも折れない丈夫な骨をつくる。ふくらはぎ強化と毛細血管の若返りも

骨活かかと落とし

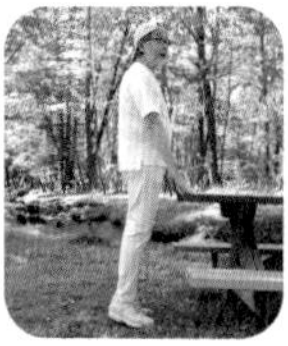

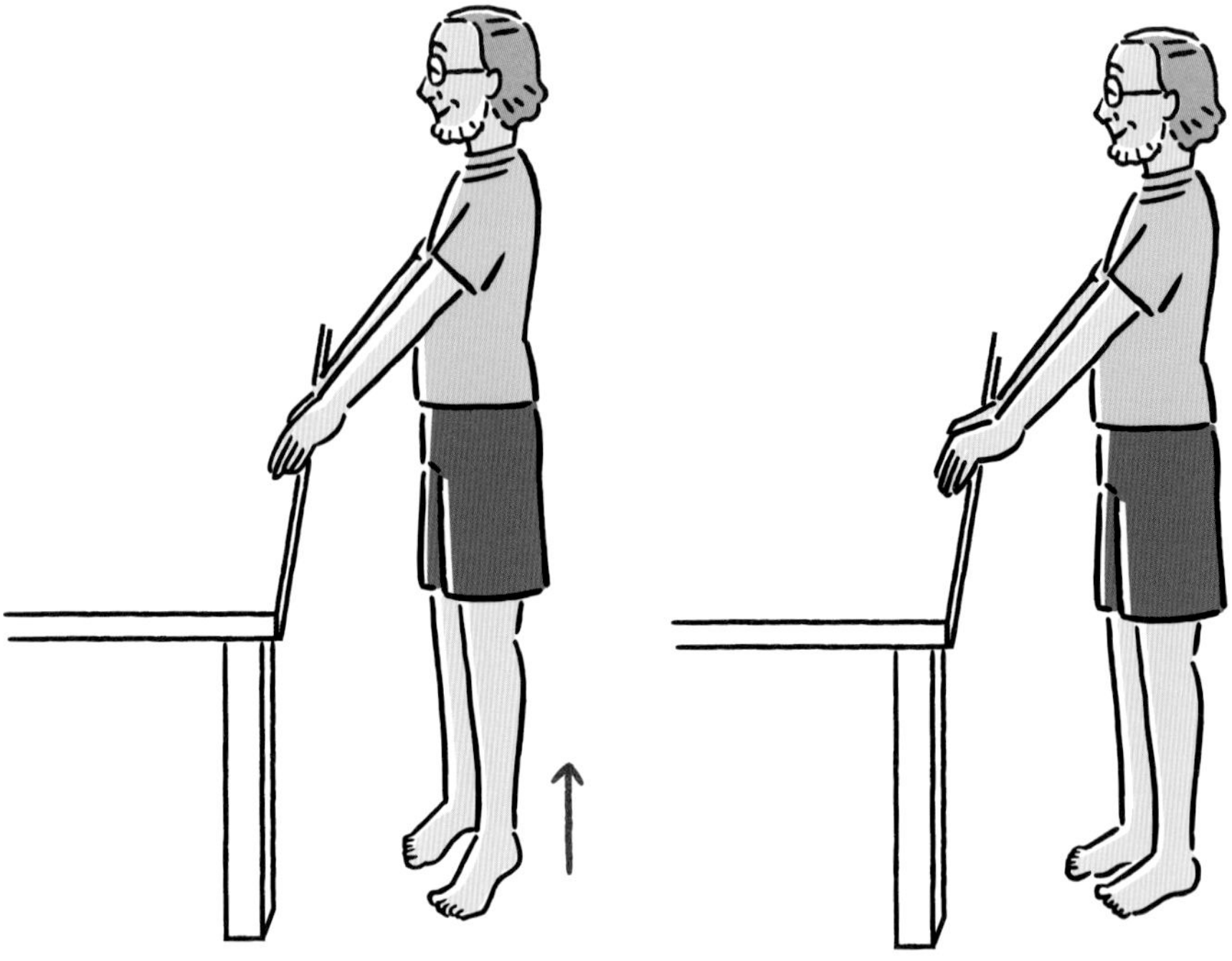

1

足を腰幅に開いて立ち、壁やテーブルなどに手をおく

2

かかとを上げて、つま先立ちになる

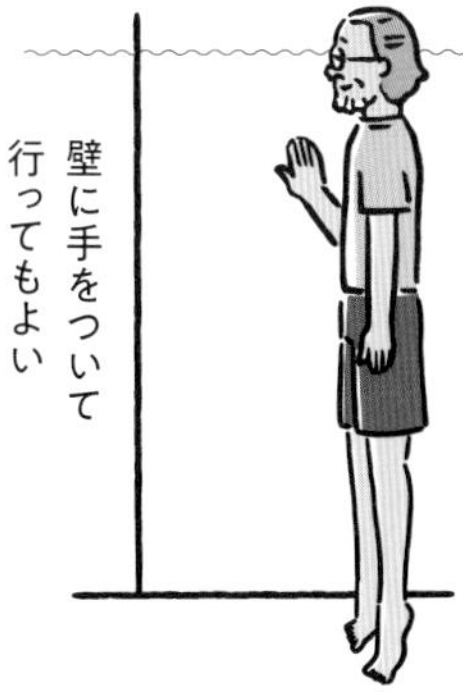

ポイント

◉かかとはできるだけ高く上げる

◉かかとを落とすときは勢いよく

1セット 10回 × 1日 3セット

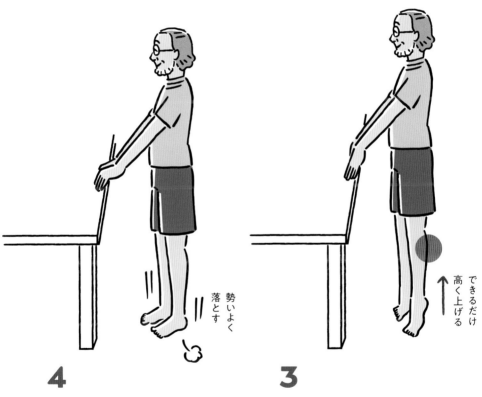

3

さらにかかとを上げて、背筋をピンと伸ばす。このとき、ふくらはぎの筋肉に意識を向ける

4

かかとをストンと床に落とす。これを10回繰り返す

たんぱく質は骨活にも効果的な栄養素

骨活でもう1つ大事なのは、骨活食品をとること。牛乳やヨーグルト、小魚、小松菜などに含まれるカルシウムが骨によいことはご存じだと思います。僕の場合、朝の牛乳は欠かせません。牛乳はカルシウムもたんぱく質も豊富であるばかりか、朝食前に牛乳を飲むと血糖値が上がりにくくなるので、糖尿病の予防にもなります。さらに、たんぱく質不足は骨粗しょう症の原因にもなります。たんぱく質は筋肉だけでなく、骨にもよい栄養素なのです。

骨の材料になるカルシウムだけでなく、カルシウムの吸収をよくする栄養素であるビタミンDも大事です。ビタミンDはサケ、サンマ、イワシなどの魚類やキノコ、卵などに多く含まれています。またビタミンDは、日光にあたると体内で生成されるので、手や顔に30分ほど日光を浴びるようにしましょう。

納豆やブロッコリーに多く含まれるビタミンKも大事な骨活食品の1つです。ビタミンKは、前述のオステオカルシンを活性化し、カルシウムの骨への沈着を促して流出を防ぐ働きがあります。

第2章
腸活

免疫の要である腸を
活性化して
がんや感染症に負けない
体をつくる

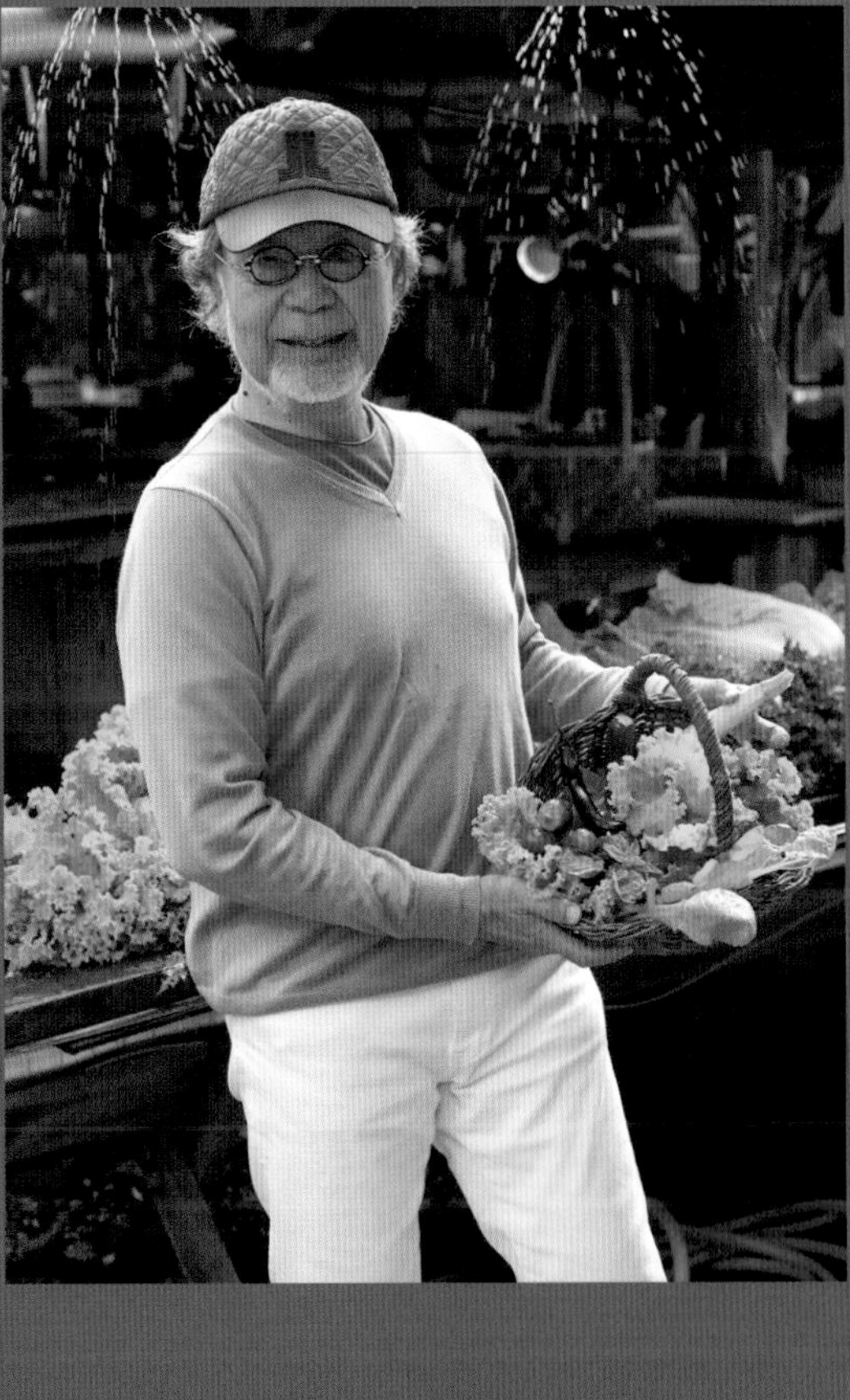

腸が元気になると免疫力がアップ「脳腸相関」でうつな気分も吹き飛ぶ

腸は脳に大きな影響を与えている

　腸活とは腸によい活動のこと。実は、腸は脳と深い関係にあります。脳にはいろんな情報を伝達するおよそ150億個もの神経細胞があるといわれていますが、腸も約1億個の神経細胞を持っています。この腸の神経細胞は独自のネットワークをつくっていて、自律神経を介して、脳に影響を与えています。

　そのため、ストレスや不安、極度の緊張があると、お腹の調子が悪くなり、下痢や便秘になったりします。逆に、お通じがよくないと、なんとなく気分がうつうつすることもあります。こうした腸と脳の関わりを「脳腸相関」といいます。

　さらに腸の働きは消化・吸収や排泄だけではありません。ウイルスや病原菌、がんなどから体を守る免疫の中心的役割を担っているのも腸なのです。

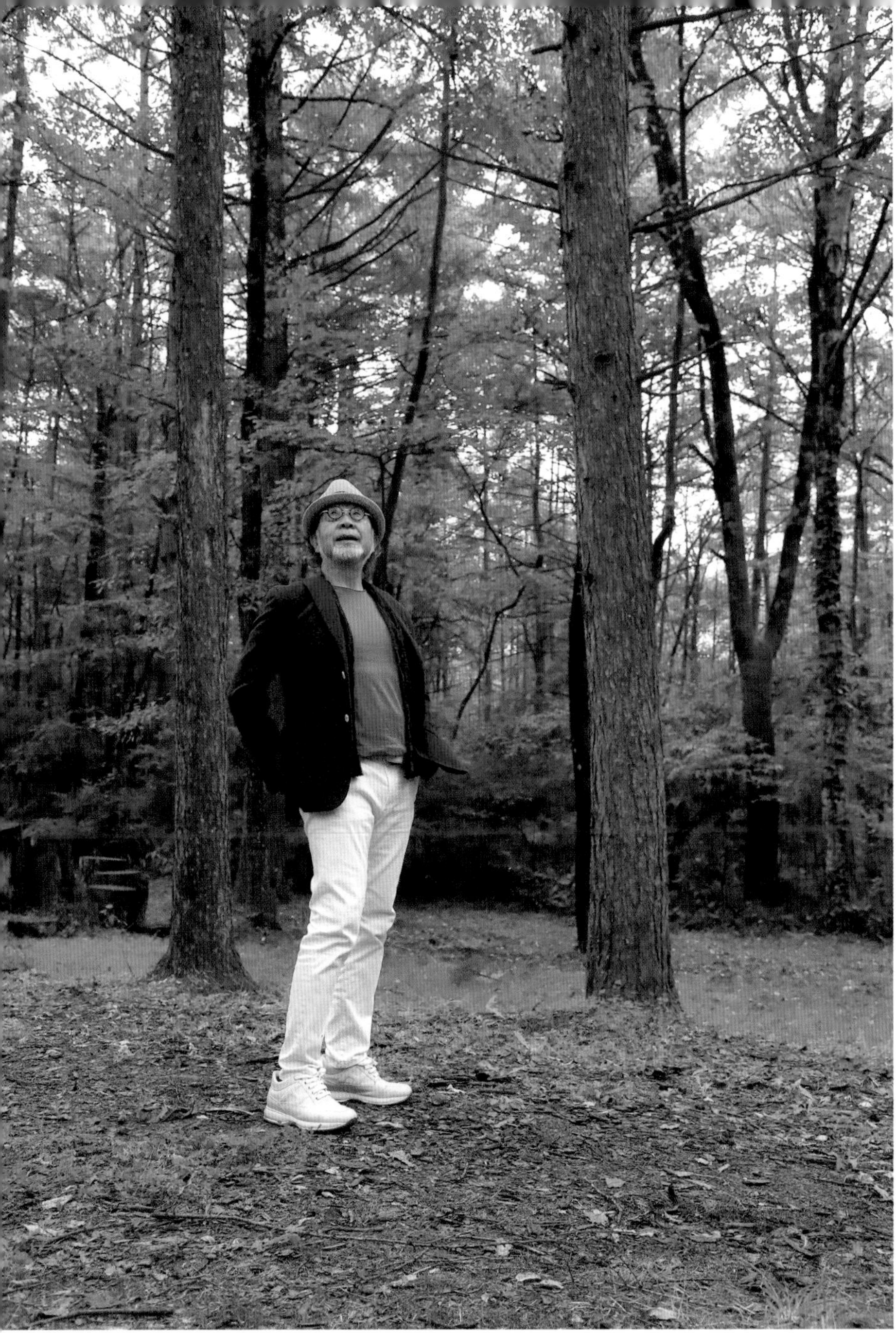

自然の中にいると副交感神経が優位になって免疫力が高まるといわれている

腸内環境が免疫を左右する

免疫に影響を与えている働きに、自律神経があります。自律神経は意思と関係なく、内臓の動きや体温などを24時間体制でコントロールする神経のことで、交感神経と副交感神経がバランスをとりながら働いています。

緊張しているときは交感神経が優位になり、顆粒球という免疫細胞が増えます。顆粒球は細菌と戦いながら活性酸素という物質を生み出します。活性酸素は毒性があり、増えすぎるとがんのリスクが上がります。

一方、リラックスしているときは副交感神経が優位になり、がんやウイルスなどと戦うリンパ球という免疫細胞が増えます。また、がん細胞を破壊するナチュラルキラー細胞も活性化します。

この自律神経のバランスを保ってくれるのが腸です。下痢や便秘などがあり、腸内環境がよくないと自律神経のバランスが乱れて交感神経が優位になりがちです。

逆に腸内環境がよくなると、ストレスなどが解消されて自律神経のバランスがよくなり、副交感神経が働きやすくなります。

善玉菌が増えると悪玉菌が減ってくる

腸には腸内細菌がすみついています。腸内細菌の数はおよそ100兆〜1000兆個で、種類は約1000種類、重さにして約1〜2kgといわれています。

腸内細菌は大きく、善玉菌と悪玉菌、そして日和見菌に分類され、それぞれの仲間どうしが集まって、腸内フローラ（腸内細菌叢）を形成しています。

善玉菌は免疫力を高め、発がん物質を分解し、体によい物質をつくって代謝をよくします。

一方、悪玉菌は体に必要な菌ではあるのですが、増えすぎると腸を腐敗させて、発がん物質などをつくり出します。

日和見菌は優勢なほうに味方する菌です。善玉菌が優性なら善玉菌に、悪玉菌が優性なら悪玉菌に味方します。

善玉菌が優勢な腸内フローラになると、日和見菌が味方につき、悪玉菌が増えるのを抑えるので、腸内環境がよくなります。理想的な腸内細菌の比率は、善玉菌が2、悪玉菌が1、日和見菌が7といわれています。

朝1杯の水で腸が刺激されて自律神経が整う

睡眠中は副交感神経が優位になっていて、起きてしばらくすると交感神経が優位になります。交感神経が優位になると、腸の動きが悪くなるので、スムーズに排便できなくなります。朝排便できないと、気分もスッキリしませんね。そこで、交感神経に切り替わる前に排便を促すことが重要です。

排便を促すには、起きたらなるべくすぐコップ1杯程度の水を飲むことです。水を飲むことで胃と結腸に反射が起こり、排便が促されます。冷たい水が苦手な人は、白湯を飲んでもよいでしょう。

排便することによって、自律神経が整い、日中を活動的にする交感神経が優位になります。

また自律神経を整えるには、朝食を食べることも大事です。忙しいから朝食は食べないという人がいますが、腸活のために朝食は必ず食べるようにしましょう。腸に食べ物が入ってくることによって、副交感神経が優位な腸から交感神経が優位な腸に切り替わり、気持ちよく1日を過ごすことができるでしょう。

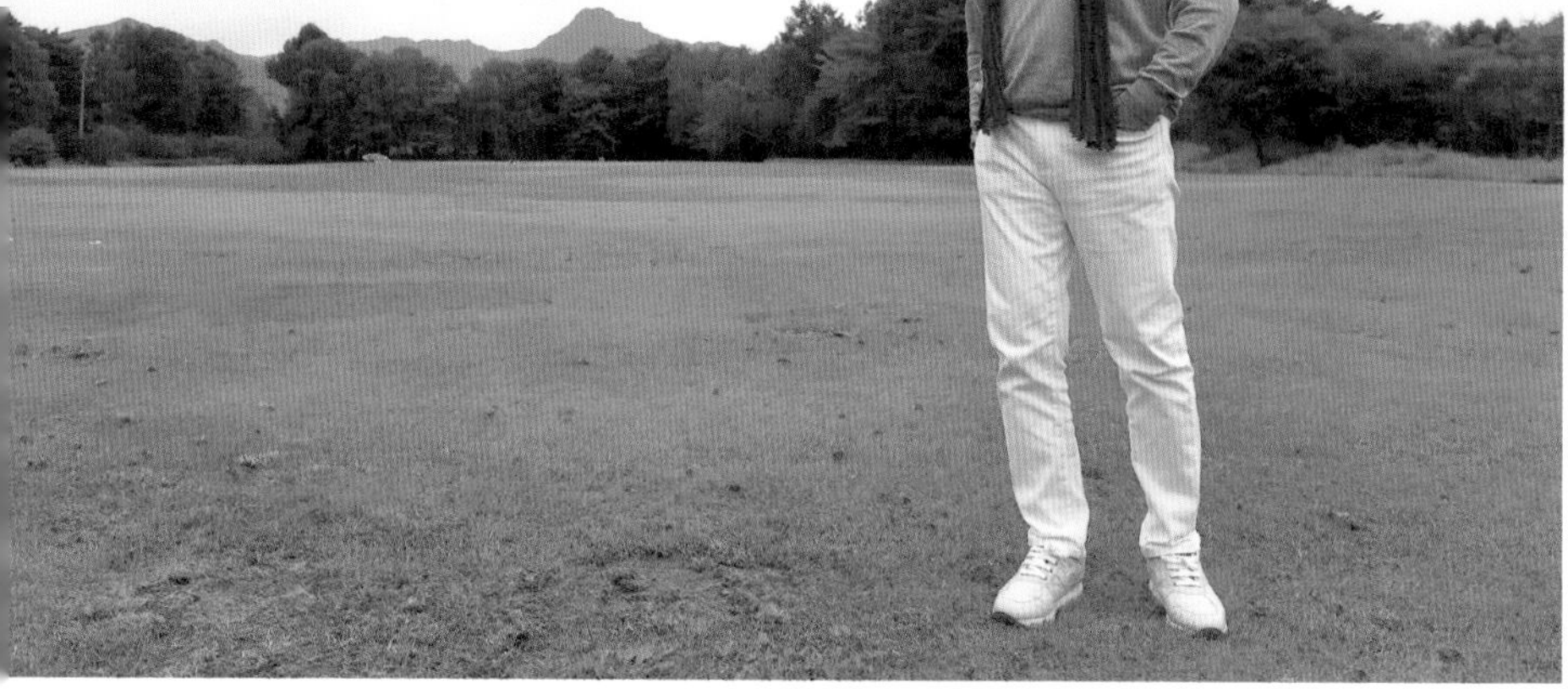

積極的に外出して体を動かすことで自律神経が整う

自律神経のリズムは時間帯によって変化します。日中の活動期は交感神経優位、夜の休息時や、就寝時は副交感神経優位になります。このリズムが乱れると、腸内環境にも悪影響を与えます。

とくにコロナ禍以降、精神的なストレスが高まり、イライラが蔓延しているように思います。家から出ない生活でメリハリがなくなり、やる気が出ないという人も目立ちます。

そんなときこそ、リラックスする副交感神経と、やる気がみなぎる交感神経が、1日のうちにバランスよく整うことが重要です。筋トレや後述のストレッチで体を動かしたり、ゆったりとした音楽を聴いたり、笑いの多い生活を心がけることで、自律神経が整いやすくなります。

腸の動きをよくする運動とストレッチ

悪玉菌を増やす原因の1つに運動不足があります。家の中で座っている時間が長いと、腸のぜん動運動が鈍くなるので、便秘の原因にもなります。そこで、腸の働きをよくして自律神経を整えるために運動が大事になってきます。

腸活のために、一番てっとり早い運動はウォーキングです。つまり、筋活のための運動は、腸活にもよいということです。

ウォーキングする際、足をしっかり動かし、腹筋を刺激するように歩くと、便を押し出す腹筋群が鍛えられるので、便秘の改善につながるといわれています。また第1章で紹介したひねりカールアップやわき腹つぶしなどの筋トレは、排便力が低下して起こる弛緩性便秘（女性に多いといわれています）に効きます。

また運動すると脳の中でセロトニンという神経伝達物質が増えます。セロトニンは幸せホルモンともいわれ、うつ気分を解消してくれるホルモンです。

ちなみに、セロトニンの90％以上は腸内でつくられていて、それが脳にも何らかのシグナルを送っているという説があります。これも脳腸相関の1つだといわれて

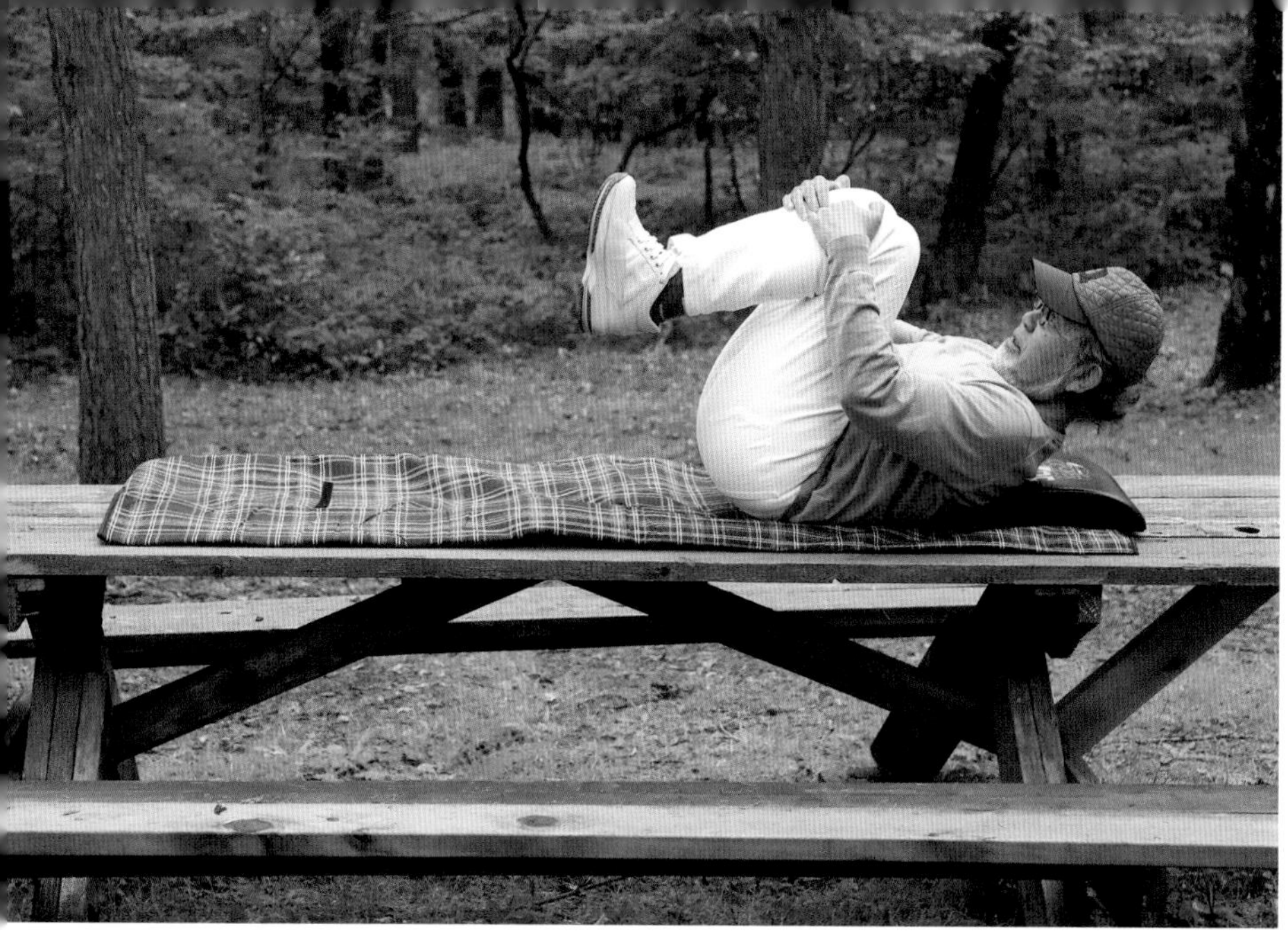

腸の動きをよくするストレッチ運動、ひざ抱えのポーズ（68ページ）。夜寝る前に行うと効果的

います。

セロトニンは朝日を浴びると多く分泌されるといわれているので、ウォーキングするなら朝がおすすめです。

腸の動きをよくするもう1つの運動として、「ひざ抱えのポーズ」がおすすめです。

この運動は背骨のまわりの筋肉（脊柱起立筋）とお尻の筋肉（大殿筋）をストレッチします。抱えたひざが腸に刺激を与えるので、腸活にもよいのです。だるまさんのようにゴロンゴロン動かしていくと、気持ちよく感じられるでしょう。

ひざ抱えのポーズは、夜寝る前に行うようにしてください。寝ている間に副交感神経が刺激されるので、腸活に最適の時間なのです。

背骨のまわりの筋肉とお尻の筋肉をストレッチ。
腸に刺激を与えるので便秘もスッキリ解消

ひざ抱えのポーズ

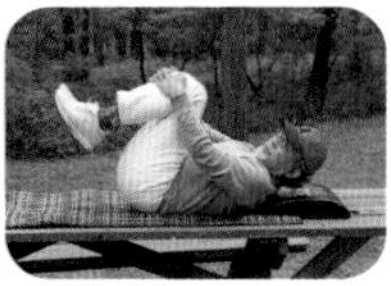

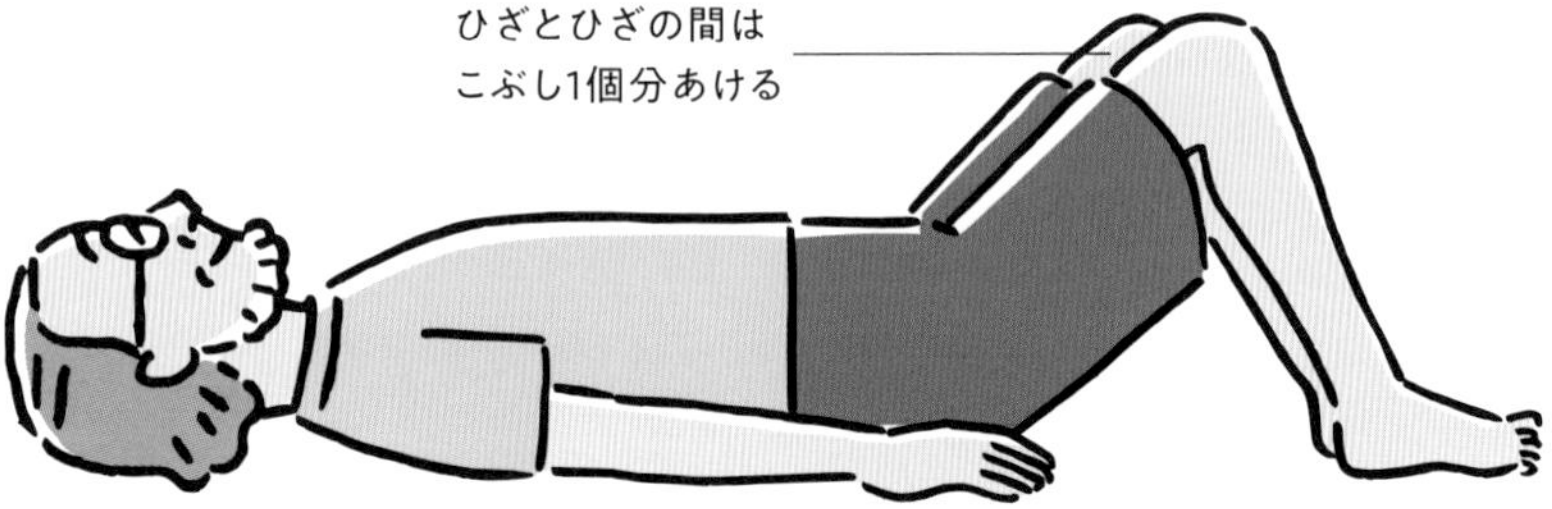

1

あおむけになり、ひざを90度に曲げる。ひざとひざの間はこぶし1個分あける

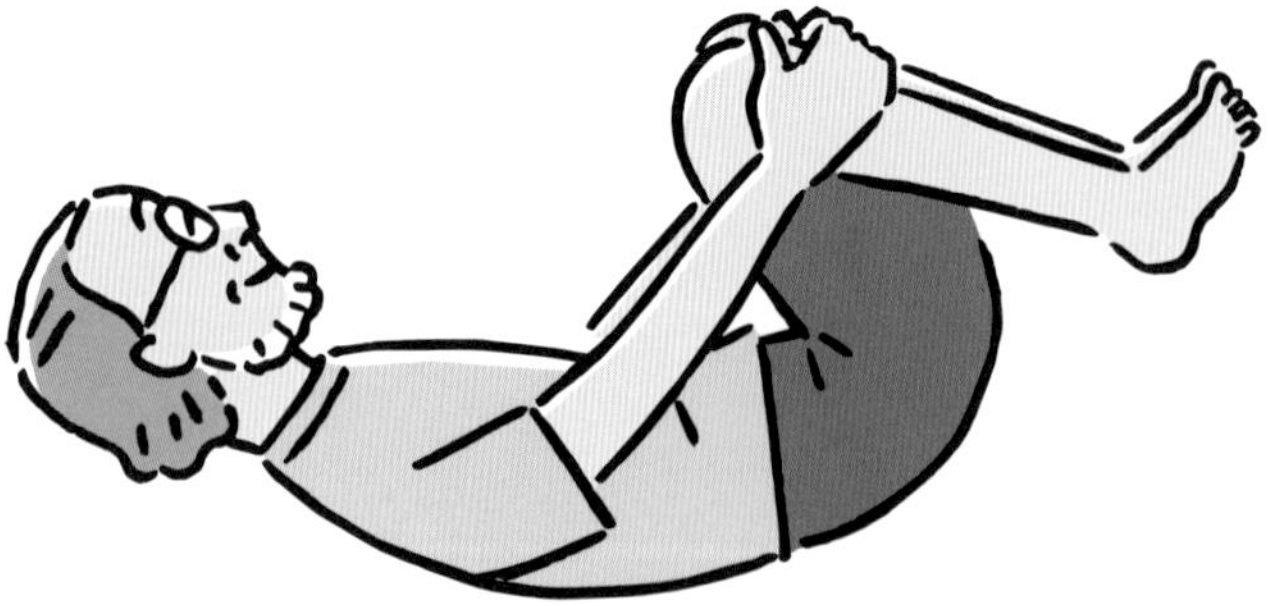

2

両足を上げて、太ももをつかんで引き寄せ、両腕でひざを抱える。この姿勢を10秒キープ

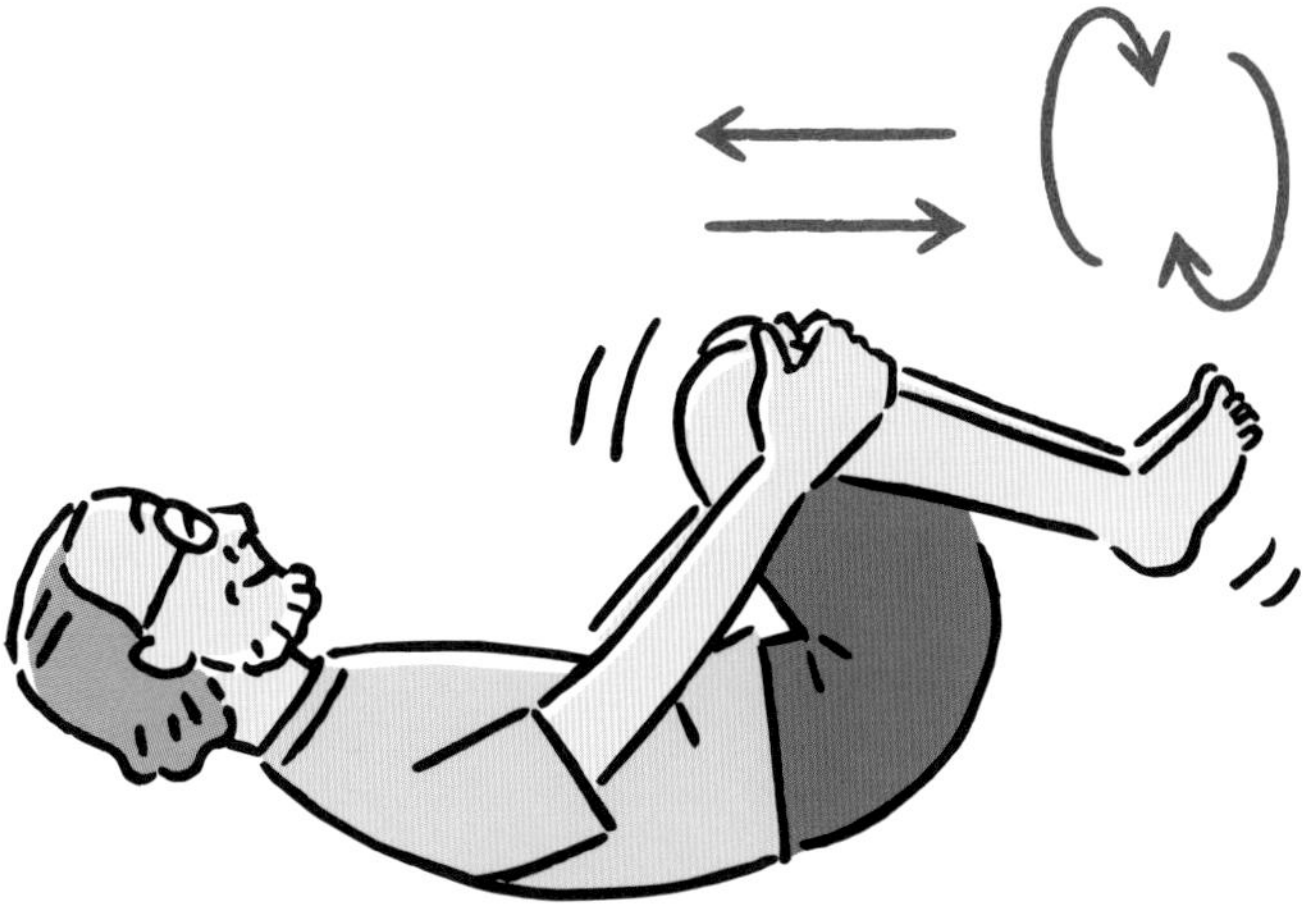

3

10秒キープが終わったら、その姿勢のまま
左右･上下にゆらゆらとゆらす

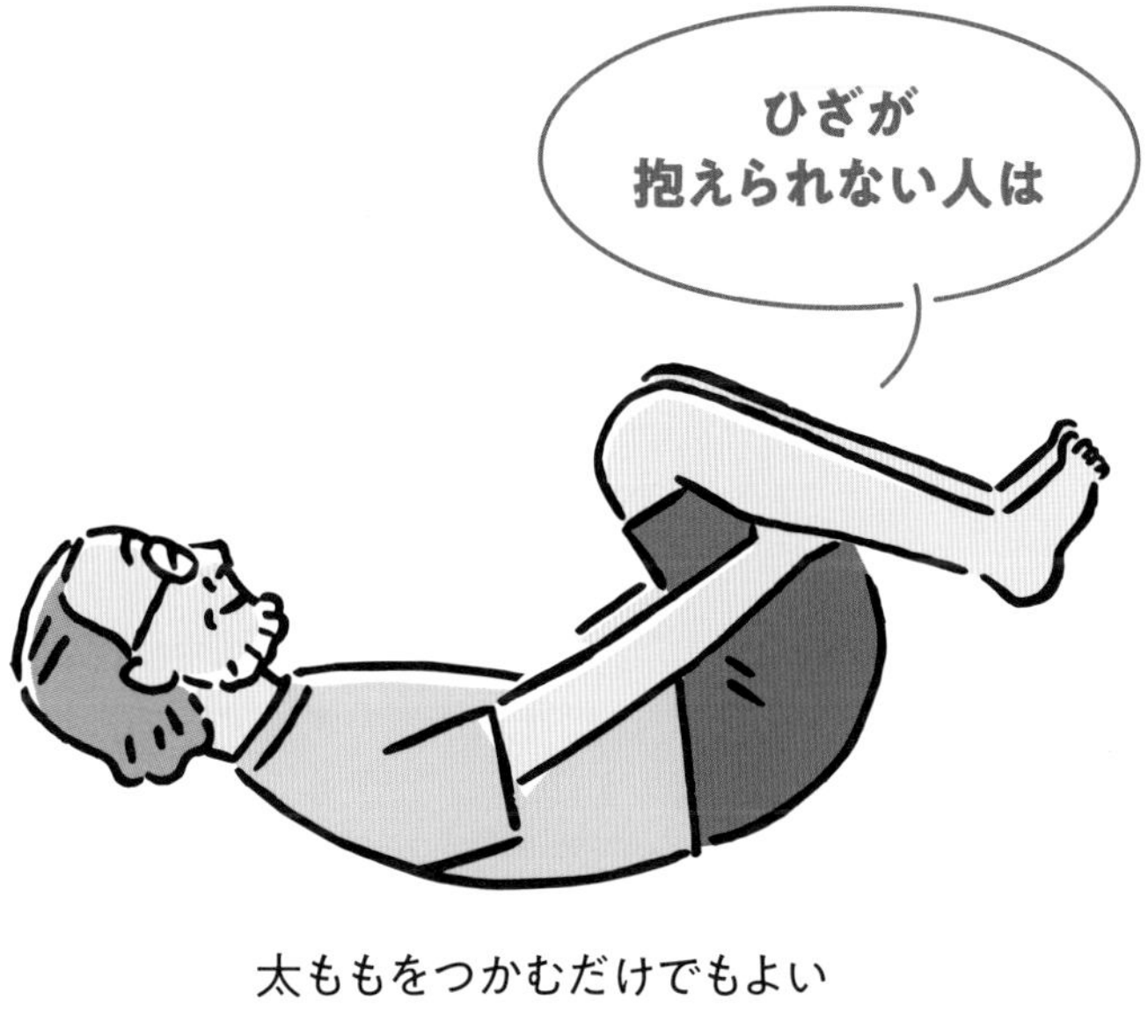

太ももをつかむだけでもよい

腸活によい食品はヨーグルトや野菜、発酵食品

腸内フローラをよくするには、食べ物がとても重要です。食べる腸活にはプロバイオティクスとプレバイオティクスがあります。プロバイオティクスは、善玉菌を直接とりいれる方法。プレバイオティクスは、善玉菌のエサを食べる方法です。

プロバイオティクスは、具体的にいうと乳酸菌などの善玉菌入り食品をとること。中でもヨーグルトはもっともお手軽です。最近はスーパーやコンビニでも、記憶力対策や花粉症対策、睡眠の質の向上などをうたったヨーグルトや乳酸菌飲料も並んでいます。何か目的があれば、こうしたものを選ぶのもよいでしょう。

ただし、甘味などが加えられているヨーグルトは要注意。糖分のとりすぎになる可能性があるからです。プレーンヨーグルトがいいですね。

また、腸活のためにヨーグルトを食べるのであれば、夕食後から夜寝る前の間に食べるのがおすすめです。ヨーグルトを食べて、ひざ抱えのポーズをしてから寝ましょう。

プレバイオティクスでは、腸内フローラを改善する食物繊維を積極的にとります。

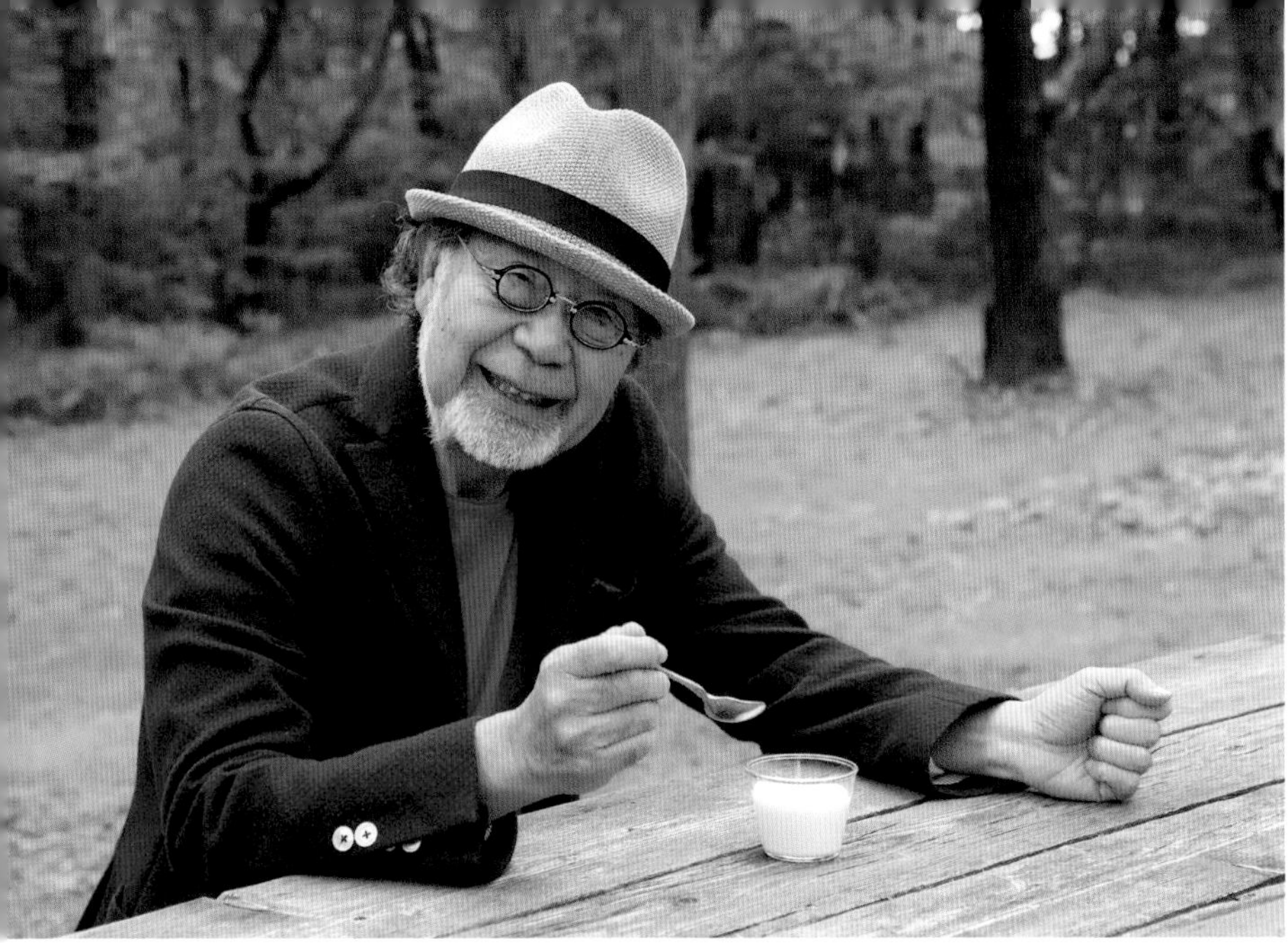

発酵食品であるヨーグルトには腸内フローラをよくする善玉菌がいっぱい

野菜や海藻、キノコ類は食物繊維を豊富に含んでいます。とくに野菜は厚生労働省が推奨する、1日350gを目標にとるようにしてください。

また、みそやしょうゆ、納豆、漬けものなどの発酵食品も、善玉菌を増やすことがわかっているので、積極的にとってほしいと思います。

オックスフォード大学の論文によると、多種多様、多産地の発酵食品をとると、善玉菌が競い合い、腸内フローラが改善すると発表しています。腸活のために発酵食品をとるなら、同じものばかり食べるのではなく、いろんな種類、そしていろんな産地でつくられたものを選ぶようにするとより効果が期待できるでしょう。

長野県でがん死亡率が減少しているワケは?

国立がん研究センターの5年に1回の統計（都道府県別　悪性新生物　75歳未満年齢調整死亡率推移、74ページにグラフを掲載）によると、長野県のがん死亡率が圧倒的に少なくなっていることがわかりました。「悪性新生物」はがんのこと。「血液のがん」といわれる悪性リンパ腫や白血病なども含めて悪性新生物といいます。また長生きすると、がんになるリスクも高くなるので、この統計ではどの都道府県も同じ平均寿命になるように年齢調整を行っています。すると、グラフのように長野県のがん死亡率が他の都道府県に比べて圧倒的に少ないのです。

なぜ長野県ではがんが少ないのでしょうか。1つは腸内細菌のエサになる野菜をたくさん食べているからでしょう。1日350g以上の野菜摂取を達成できている都道府県は2018年の厚生労働省の調査では長野県だけです。もう1つは、僕らが県民に訴えてきた「歩け歩け運動」の成果があるのではないかと思っています。

一過性の炎症反応が治まり切らずに弱い状態でだらだらと続くことを慢性炎症といいます。野菜をたくさん食べると、この慢性炎症を減らすことができます。野菜

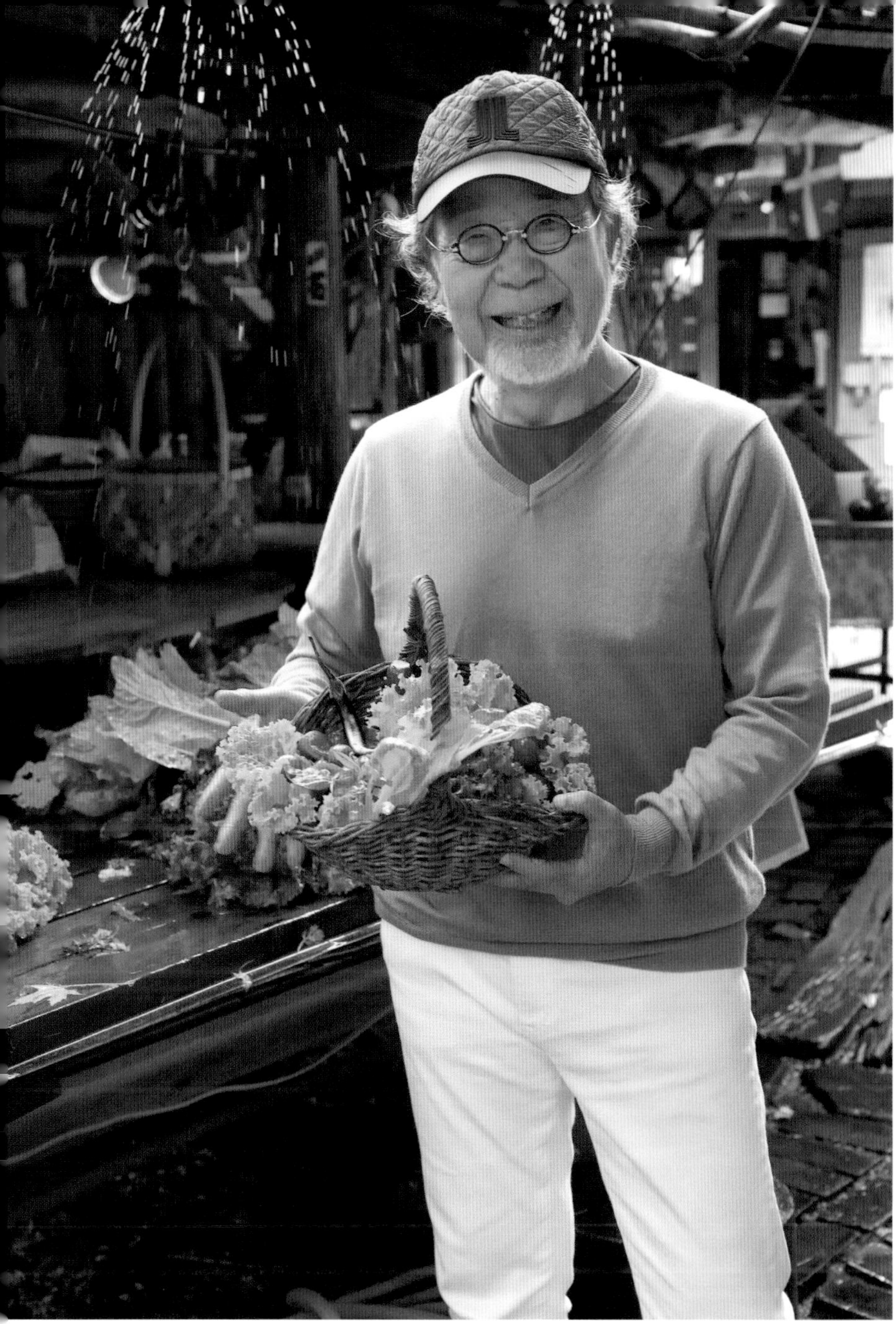

350gの野菜はこのぐらいの量。野菜には善玉菌のエサになる食物繊維が豊富

都道府県別 悪性新生物 75歳未満年齢調整死亡率推移 2005~2020（男女計）

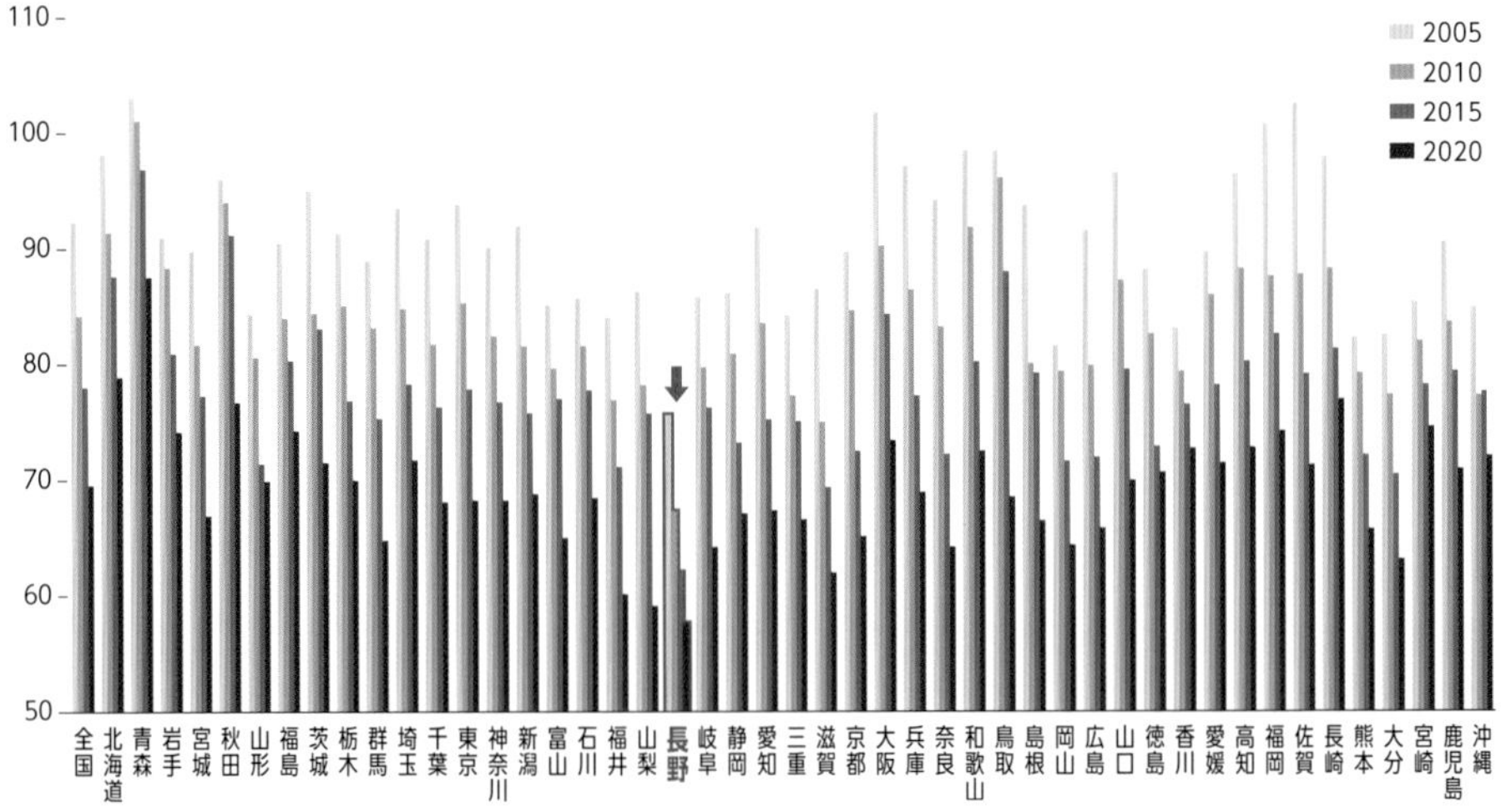

には抗酸化作用があるからです。

細胞が酸化するとがんのリスクが高まります。例えば、がんの遺伝子がある家系では、がんが多発します。自分の親や親戚でがんになった人はいないでしょうか。がんになった人が多くいる場合は、がん遺伝子を持っている可能性があります。

しかし、どんなにがんが多発している家系でも、がんにならない人がいます。では、がんになる人とならない人の差はどこにあるのでしょうか。

細胞ががん化する最後の引き金を引いているのは、慢性炎症ではないかといわれています。慢性炎症を防ぐためには、抗酸化作用のある野菜をいっぱい食べ、運動することが大切なのです。

第3章
脳活

脳の機能を
活性化する生活習慣で
90歳でも認知症にならない
脳をつくる

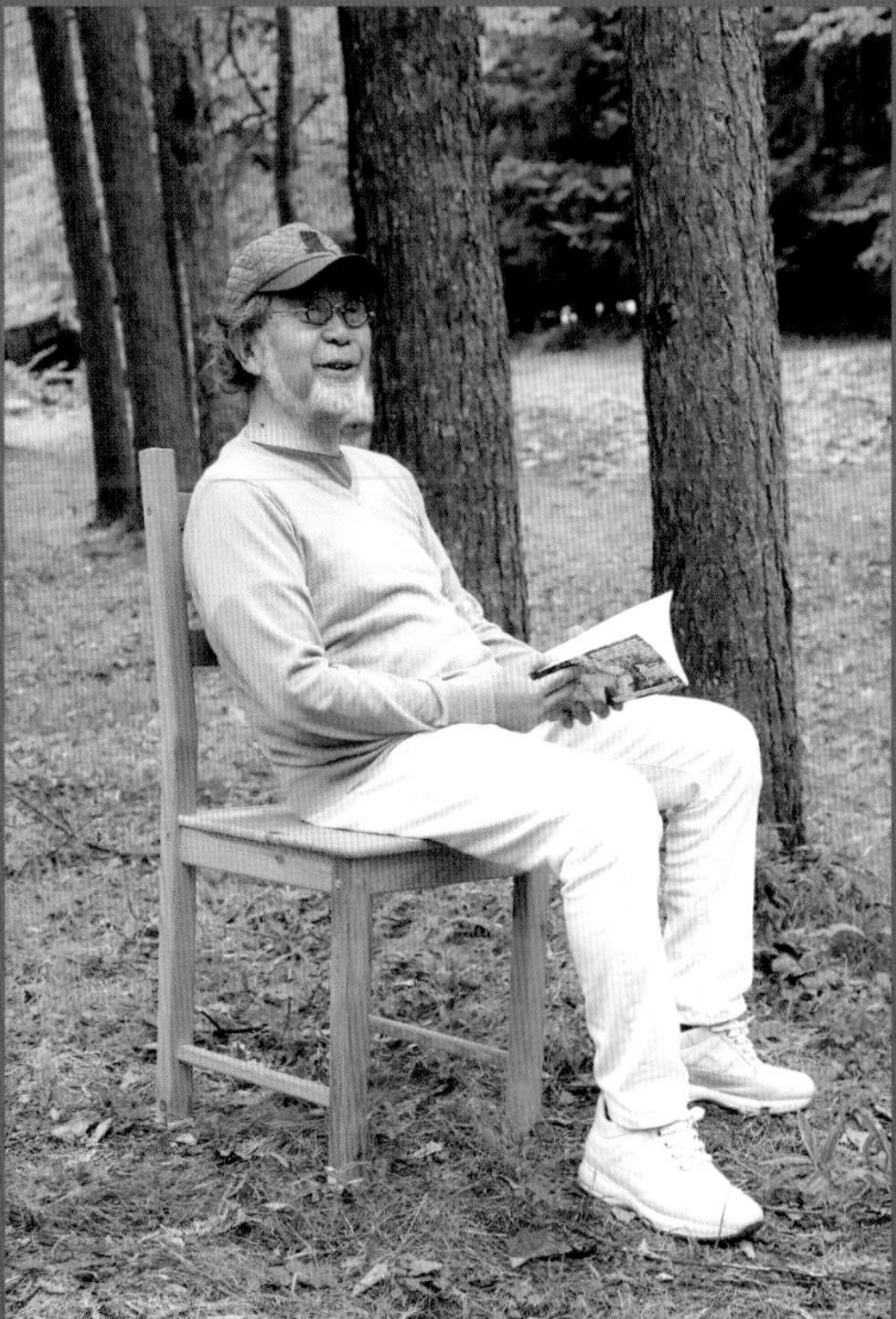

90歳の壁をピンピン元気に超えるには**脳**を若々しく保つことがとても大事

85歳になると3割以上が認知症に

90歳の壁をピンピン元気に乗り越えるには、認知症の予防が重要です。80歳代の後半では男性36％、女性48％が、95歳を過ぎると男性42％、女性72％が認知症であることが明らかにされています（2020年厚労省調べ）。認知症の前段階であるMCI（軽度認知障害）を含めるとその数はもっと多くなるでしょう。

僕らくらいの年齢になれば、もの忘れをすることも多くなります。しかし、もの忘れには「よいもの忘れ」と「悪いもの忘れ」があるのです。

「去年旅行した地名を忘れる」というのは、よいもの忘れ。これに対し「去年、旅行したこと自体を忘れる」のは悪いもの忘れです。このようにエピソードの一部ではなく、エピソードをまるごと忘れてしまう場合は、MCIの疑いがあります。

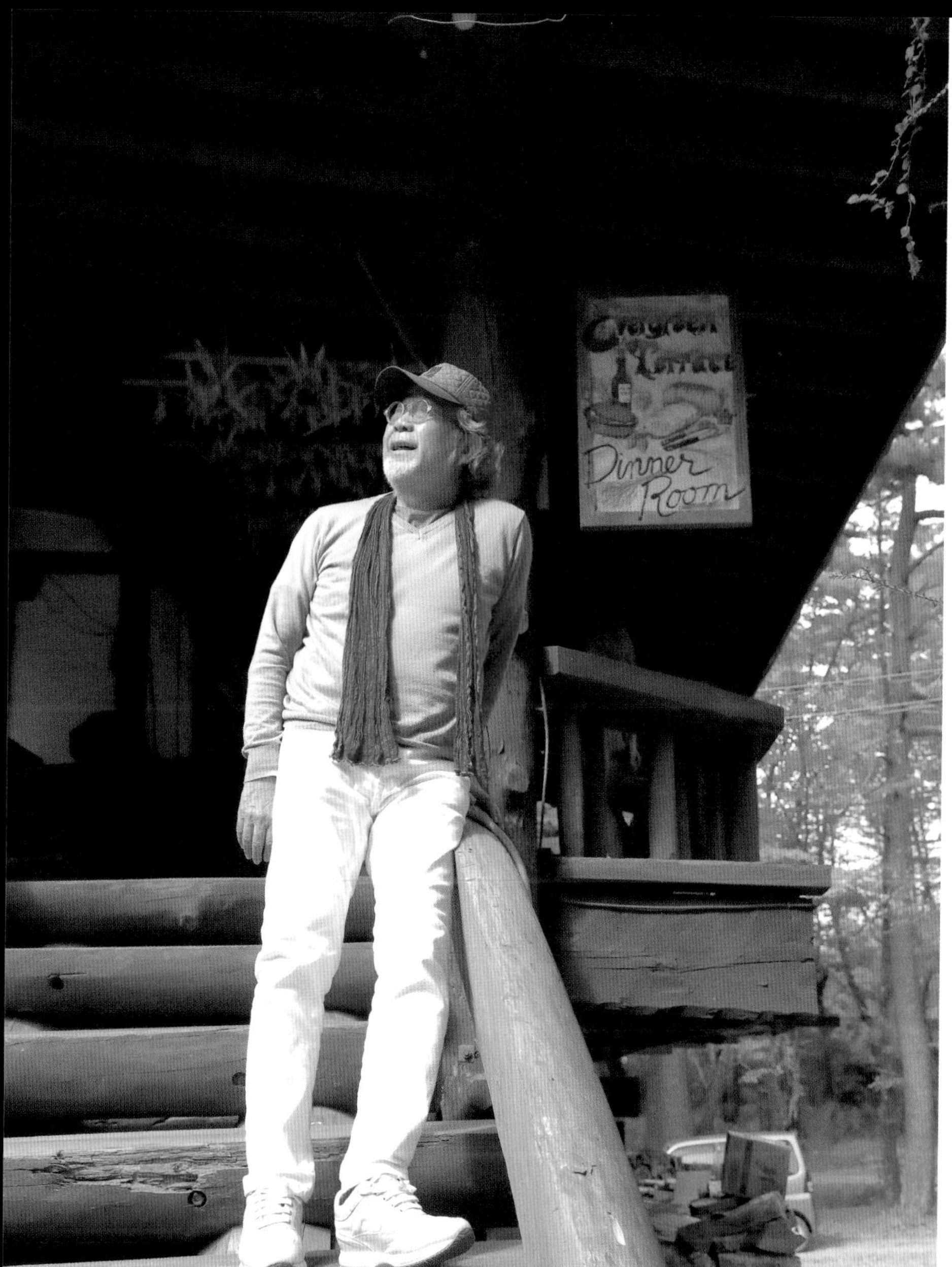

認知症の予防にはストレスをためず、リラックスすることが大事

人間関係のストレスやタバコが認知症を増やす

認知症の予防のために、世界で発表された医学論文を調べてみました。科学的根拠のあるほうがやる気が起こるし、継続しやすいと思います。

認知症の原因の1つにストレスがあります。英国イースト・アングリア大学の研究で、認知症を発症していない約1万人をフォローアップ調査したところ、10年後には3・4％の人が認知症を発症したことがわかりました。

調査結果を分析すると、子どもや配偶者との関係がよいと認知症の発症が17％低下。逆に人間関係が悪い状態にあると、認知症の発症リスクは31％も高まりました。この結果について、人間関係が悪いと孤立や孤独になりやすく、それがストレスになり、リスクが高まると論文では結論づけられています。

タバコも認知症のリスクを高めます。かつてはタバコがアルツハイマー病の発症を抑制するという研究データがありましたが、現在は否定的です。最近の研究では、喫煙者は非喫煙者に比べて、2・7倍もアルツハイマー病のリスクが高いというデータがあります。認知症を予防したいのであれば、禁煙をおすすめします。

歯がない人やメタボも認知症リスクを高める

80歳で20本以上歯が残っていると、健康寿命が長くなるといわれていますが、認知症にも関係があります。65歳以上の健康な人を対象に4年間追跡調査したところ、歯がなく義歯も使用していない場合、20本以上ある人と比べ、認知症の発症リスクが1・85倍も高くなることがわかりました。

メタボの人も認知症のリスクがあります。スイスのジュネーブ大学の研究では、中高年期に肥満だった人を42年間追跡調査したところ、認知症になるリスクが高いことがわかりました。中高年の肥満は認知症のリスクが高いと考えて、メタボ対策をしたほうがよいでしょう。

英国ユニバーシティ・カレッジ・ロンドンの研究では、長期間にわたって慢性的なストレスにさらされている人は、肥満のリスクが高いことが発表されています。

ストレスは肥満を誘発するため、肥満になると認知症が起こりやすくなるという悪い連鎖が生まれてしまうのです。この悪い連鎖を断ち切るには筋活などの運動が有効です。

筋活がうつを予防して認知症のリスクを下げる

アルツハイマー病や、脳血管性認知症の原因となる動脈硬化は、慢性炎症がきっかけで起こることがわかってきました。

慢性炎症を防ぐ効果があることがわかっているのが運動です。また運動は認知症の原因であるストレスや肥満を解消する効果があります。

スウェーデンのカロリンスカ医科大学の研究によると、筋活を行うことでうつ病を予防する科学的根拠が明らかになりました。それはこんな理論です。

うつ傾向がある人は、幸せホルモンと呼ばれるセロトニンの分泌量が少ない場合が多いのですが、その理由はセロトニンと拮抗するキヌレニンという悪玉物質が増えるからだといわれています。

筋肉を動かすと、このキヌレニンが分解されることがこの研究で明らかになりました。キヌレニンが分解されれば、相対的にセロトニンが多くなります。

セロトニンが多くなれば、幸せを感じやすくなるため、ストレスが解消され、それが認知症の予防になるというわけです。

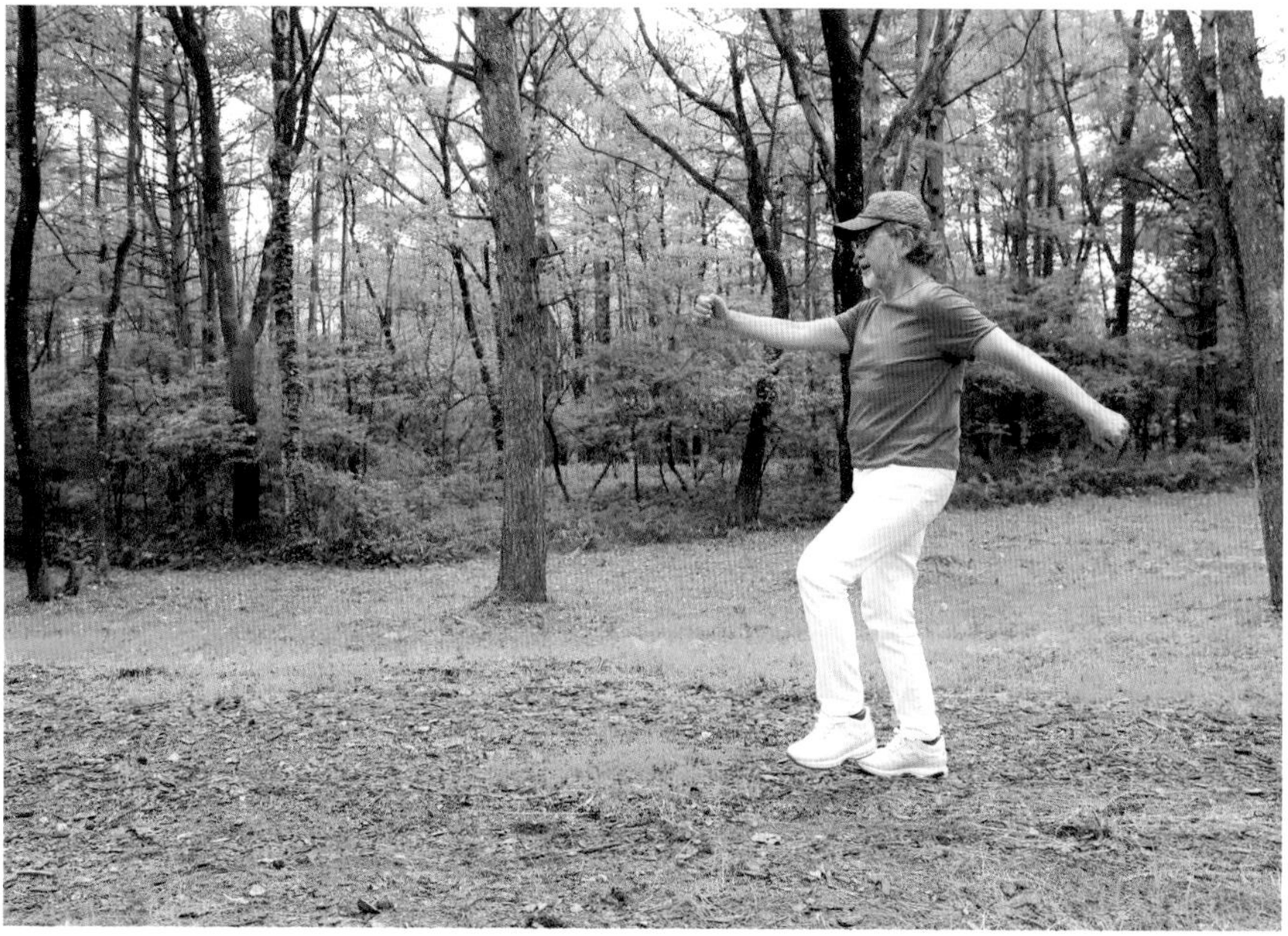

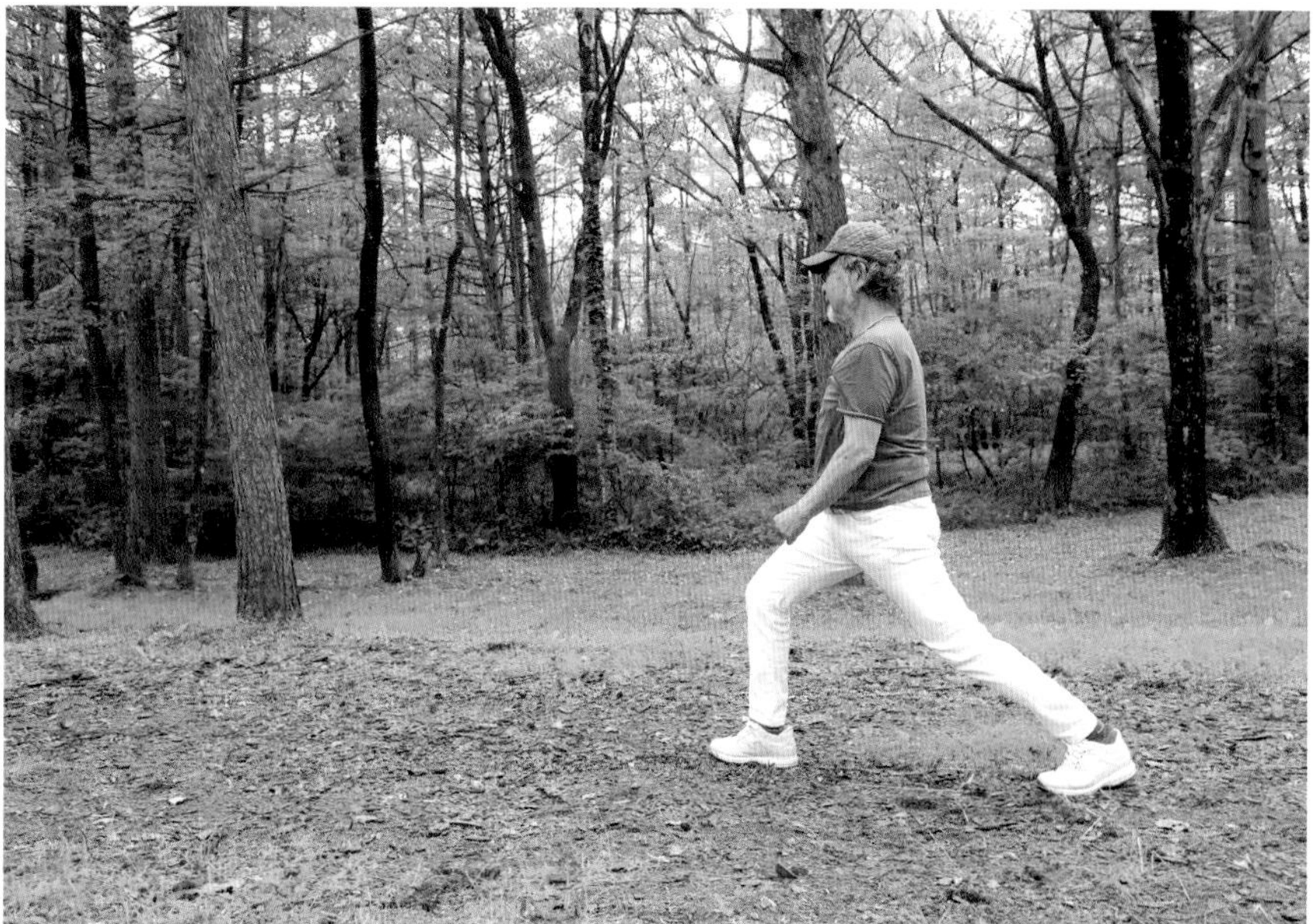

認知症予防によい幅広歩行を行う鎌田先生。歩幅を広くするには腕を振ることが大事。そして大きく歩幅をとって着地。最初は無理に広げず、少しずつ歩幅を大きくしていく

認知症を防ぐ「幅広歩行」と「ピッチ歩行」

ウォーキングを行うと認知症の予防によいことも、世界中のいろんな論文で明らかにされています。認知症予防のためには、ふつうのウォーキングでも十分効果がありますが、より認知症予防に特化した歩き方を考えてみました。

1つは幅広歩行。国立環境研究所の研究によると、歩幅が狭い人は広い人に比べ、認知機能低下のリスクが3倍以上になり、歩幅が狭い状態のまま年齢を重ねると認知症発症のリスクが2倍以上になることを明らかにしています。幅広歩行の詳しいやり方は、81ページの写真をご覧ください。

もう1つは、ピッチ歩行。アメリカのオレゴン健康科学大学の研究グループによると、ＭＣＩ（軽度認知障害）と診断された人は、健康な人に比べて歩行速度が毎年1秒あたり0・01秒遅くなり、また歩行速度の低下は、ＭＣＩと診断されるより平均で約12年前から表れることもわかりました。そこで速く歩くためのピッチ歩行です。詳しいやり方は次のページをご覧ください。速遅歩きの速歩きを幅広歩行やピッチ歩行で行うのもおすすめです。

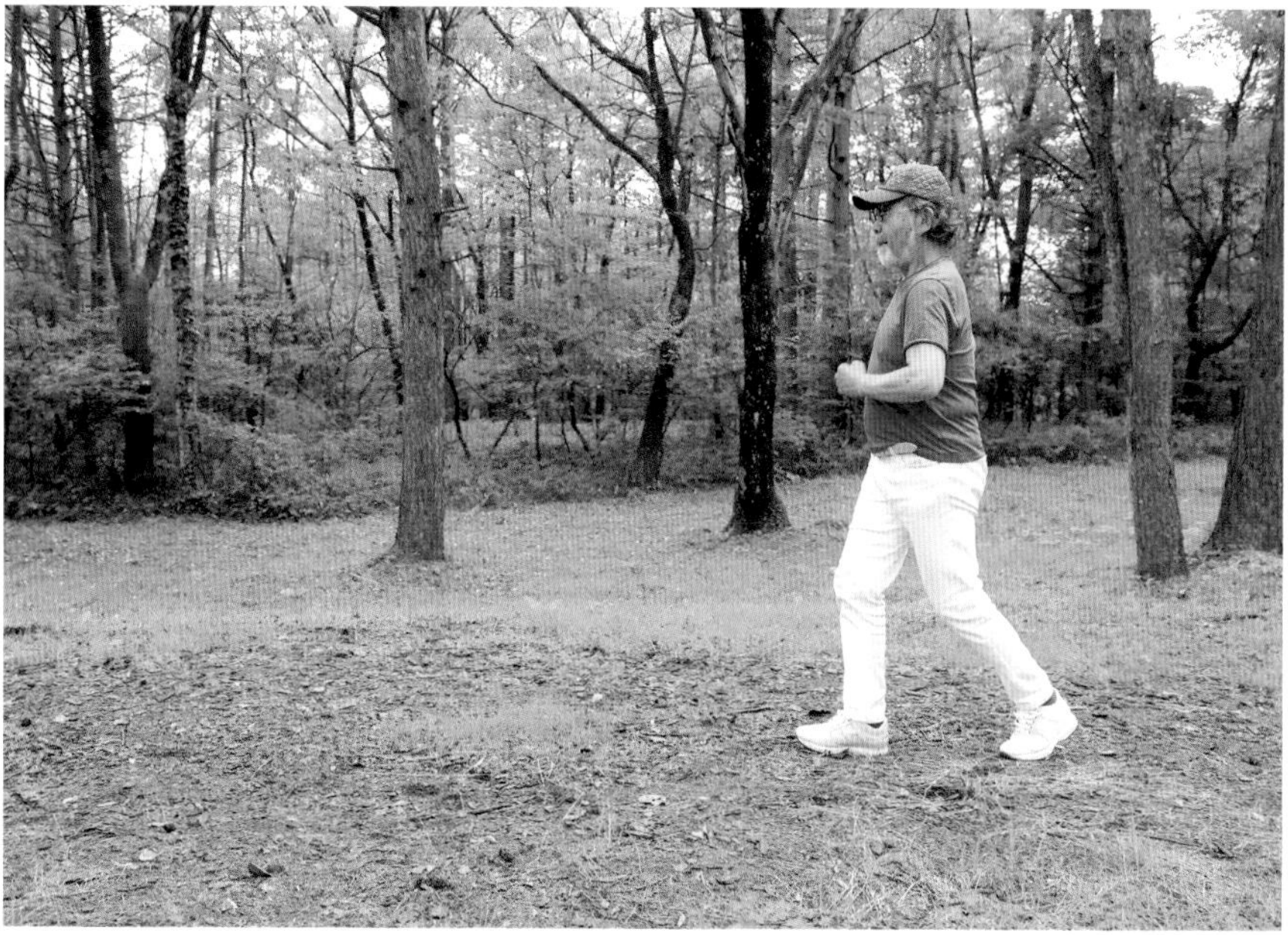

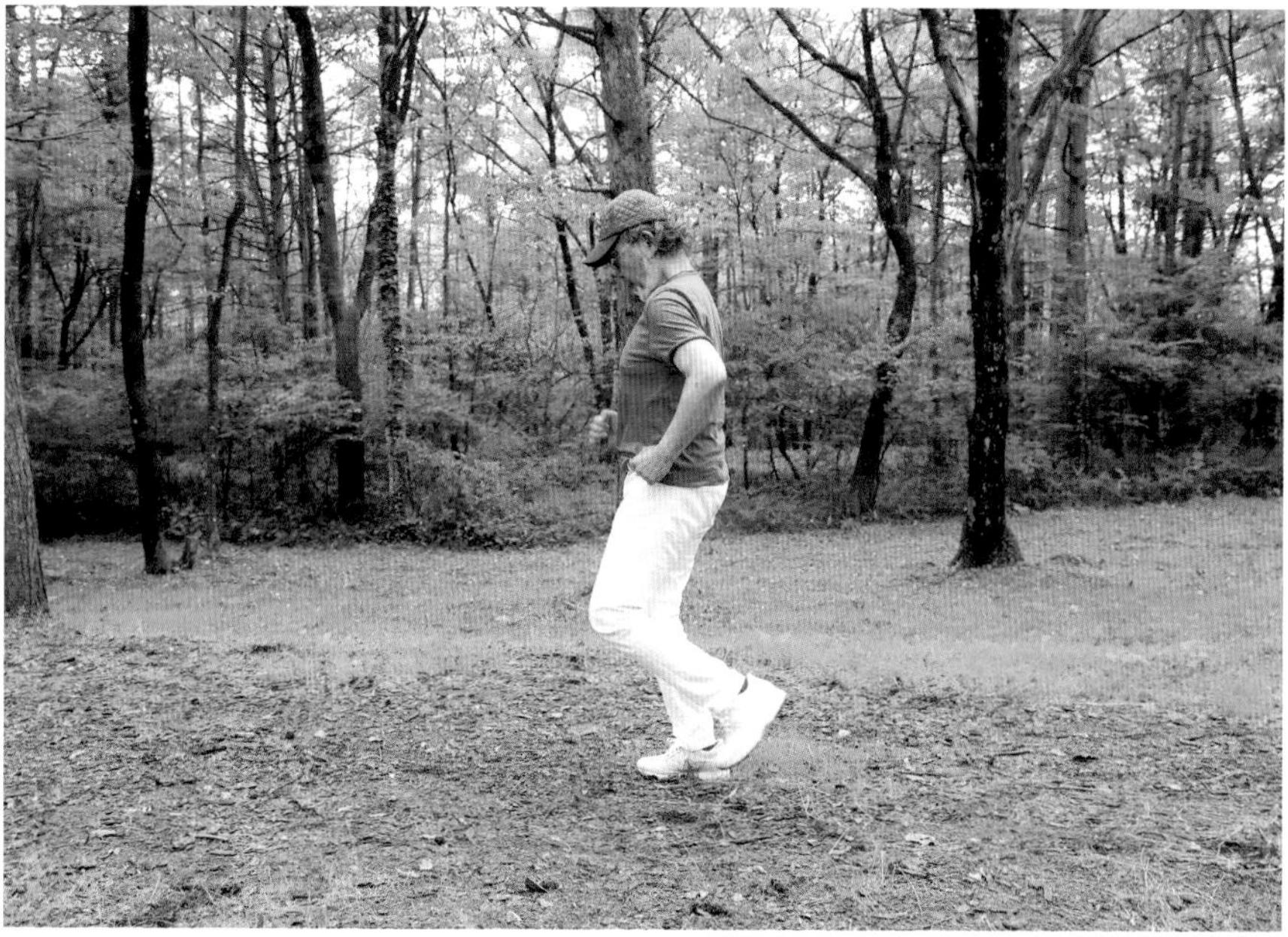

ピッチ歩行を行う鎌田先生。腕の振りを小さくし、歩幅も小さくして、テンポよくリズミカルに速歩きする

筋トレしたらMCIから回復できた

僕の知り合いの編集者は、MCIと診断された経験があります。敏腕編集者でしたが、60歳を過ぎた頃から、もの忘れが目立つようになり、ズボンのチャックを閉め忘れたり、仕事ではダブルブッキングをするなど、ミスが目立つようになったといいます。

大学病院で検査を受けてMCIと診断された彼は、認知症デイケアに通い、絵を描いたり、楽器を演奏したりして回復に務めました。なかでももっとも手応えを感じたのが筋トレだったといいます。その甲斐あって、彼は健常な認知能力にまで回復することができました。

運動の認知症予防効果は、前述の論文のほかにも、世界中のさまざまな論文で発表されています。

とくにウォーキングなどの有酸素運動と筋トレの組み合わせが効果的といわれているので、第1章の筋活をしっかり続けてください。僕も認知症予防のために筋活を続けています。

MCIから認知症に移行することも

65歳以上の人のMCIの割合は15~25%と推定されていますが、自分がMCIであることに気付かないままになっている人が多いといわれています。3章冒頭の「悪いもの忘れ」をしている人は、専門医を受診したほうがよいかもしれません。

高血圧や糖尿病などの生活習慣病のある人は、MCIから認知症へ移行しやすいといわれています。これらの生活習慣病はメタボから発症することが多いので、肥満の人も注意が必要です。

MCIは認知症の予備軍といわれていますが、必ずしも全員が認知症に移行するわけではありません。ある研究によれば、生活習慣を改善すれば、約半数は健常な認知機能に回復できると報告されています。そのことは、前述の編集者の例をみればよくわかりますね。

認知機能を高めるトレーニングとしては、この編集者がやったように、絵を描いたり、楽器を演奏するのが効果的だといわれています。また、新聞や本を読んだり、ゲームをするのも認知機能の向上によいとされています。

コグニサイズでＭＣＩが40％回復

運動とゲームを組み合わせた認知機能を高めるトレーニング法が、コグニサイズです。コグニション（認知）とエクササイズ（運動）を組み合わせた造語で、頭で考えながら、同時に体を動かすことで、脳と体の機能を効果的に向上させることができます。コグニサイズを行って、ＭＣＩが40％回復したという報告もあります。

コグニサイズは正解を出そうというプロセスが重要です。楽に正解が出るなら、脳の刺激にはなりません。ですから、だんだん難易度を上げていく必要があります。

そこで、今回は佐賀の鎌田塾で行っている「干支がテーマのコグニサイズ」を紹介します。これのよいところは、レベル１からレベル７まであることです。レベルを上げていくことで、脳トレ効果も高まります。

コグニサイズは、正解を出すことが目的ではありません。正解を出そうとして、ゆっくりやっていては効果が期待できません。間違えることは気にしなくてよいのです。むしろ、間違えるくらいの速さでやることが重要です。まずはレベル１からテンポよく始めてみましょう。

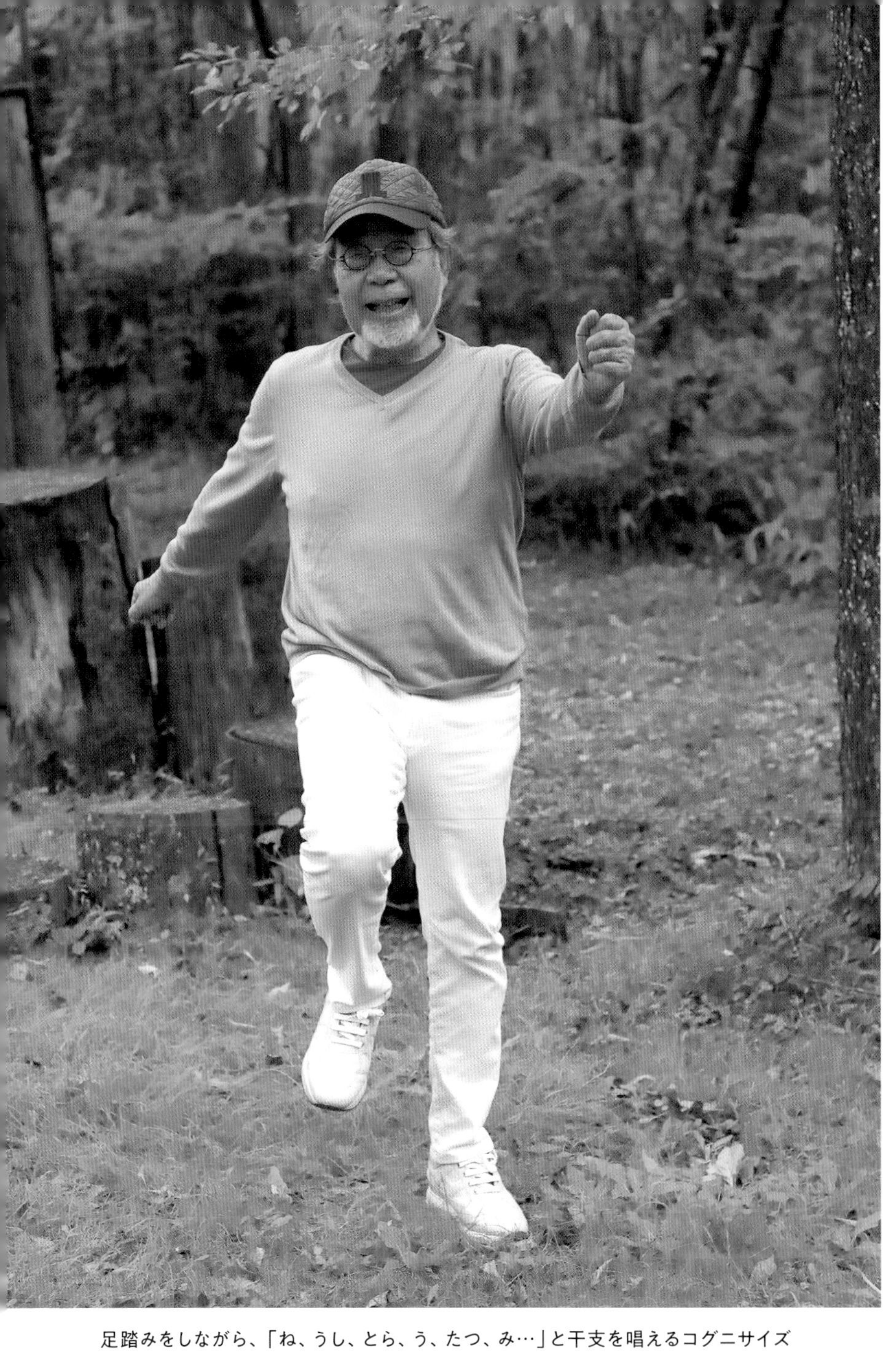

足踏みをしながら、「ね、うし、とら、う、たつ、み…」と干支を唱えるコグニサイズ

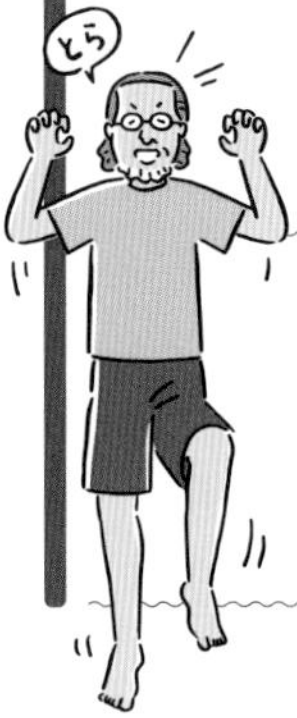

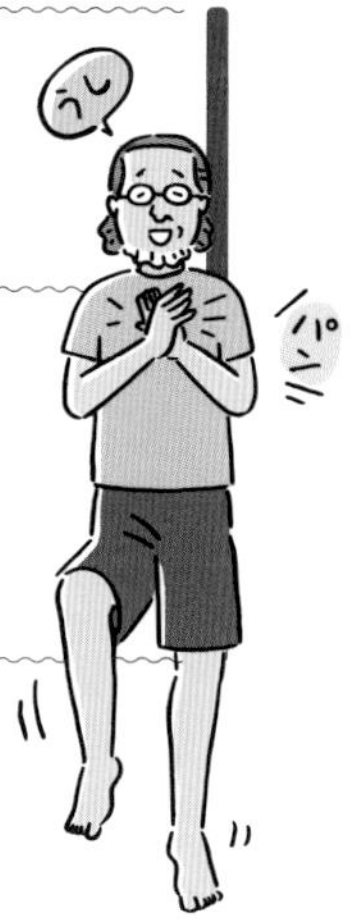

脳と体を同時に使って認知症を防ぐ
楽しくできるコグニサイズの決定版

干支がテーマのコグニサイズ

レベル❶ **2セット**

・その場で足踏みしながら、「**ね**」から「**い**」まで声を出す

\ ね /→ \うし/→ \とら/ →\ う /→ \たつ/ →\ み /→

\うま/→\ひつじ/→ \さる/ →\とり/→ \いぬ/ →\ い /

レベル❷ **2セット**

・その場で足踏みしながら、「**ね**」から「**い**」まで声を出す
・頭文字が「**う**」のときに**手**をたたく

\ ね /→ \うし/→ \とら/ →\ う /→ \たつ/ →\ み /→

\うま/→\ひつじ/→ \さる/ →\とり/→ \いぬ/ →\ い /

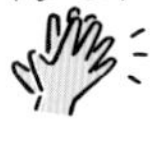

レベル❸ **2セット**

・その場で足踏みしながら、「**ね**」から「**い**」まで声を出す
・頭文字が「**と**」のときに**太もも**をたたく

\ ね /→ \うし/→ \とら/ →\ う /→ \たつ/ →\ み /→

\うま/→\ひつじ/→ \さる/ →\とり/→ \いぬ/ →\ い /

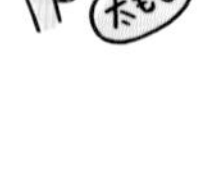

レベル❹ **2セット**

・その場で足踏みしながら、「**ね**」から「**い**」まで声を出す
・頭文字が「**う**」のときに**手**をたたく＋「**と**」のときに**太もも**をたたく

＼ね／→＼うし／→＼とら／→＼う／→＼たつ／→＼み／→

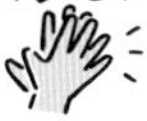

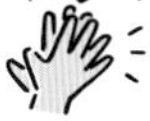

＼うま／→＼ひつじ／→＼さる／→＼とり／→＼いぬ／→＼い／

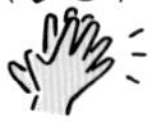
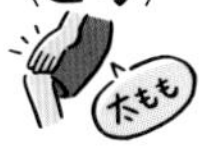

レベル❺ **2セット**

・その場で足踏みしながら、「**ね**」から「**い**」まで声を出す
・頭文字が「**う**」のときにその動物の**マネ**をする

＼ね／→＼うし／→＼とら／→＼う／→＼たつ／→＼み／→
　　　　マネ　　　　　　　マネ

＼うま／→＼ひつじ／→＼さる／→＼とり／→＼いぬ／→＼い／
マネ

レベル❻ **2セット**

・その場で足踏みしながら、「**ね**」から「**い**」まで声を出す
・頭文字が「**と**」のときにその動物の**マネ**をする

＼ね／→＼うし／→＼とら／→＼う／→＼たつ／→＼み／→
　　　　　　　マネ

＼うま／→＼ひつじ／→＼さる／→＼とり／→＼いぬ／→＼い／
　　　　　　　　　　　　マネ

レベル❼ **2セット**

・その場で足踏みしながら、「**ね**」から「**い**」まで声を出す
・頭文字が「**う**」と「**と**」のときにその動物の**マネ**をする

＼ね／→＼うし／→＼とら／→＼う／→＼たつ／→＼み／→
　　　　マネ　　マネ　　マネ

＼うま／→＼ひつじ／→＼さる／→＼とり／→＼いぬ／→＼い／
マネ　　　　　　　　　　　マネ

野菜と魚が認知症を防ぐ

脳活には食べ物も重要です。腸活で1日350g以上の野菜をとることをおすすめしましたが、野菜は認知症予防にも効果的なのです。アメリカのヴァンダービルト大学の研究では、野菜ジュースを週3回以上飲む人は、1回以下の人よりも、アルツハイマー型認知症の発症率が76％も少ないと報告しています。アルツハイマー病は、脳細胞の慢性炎症がきっかけで起こるといわれていますが、この慢性炎症を野菜の色素成分がもつ抗酸化作用が抑えてくれると考えられています。

野菜ジュースは自分でつくって飲むのが望ましいのですが、忙しい人なら市販の野菜ジュースでもよいでしょう。ただし、糖分のとりすぎを防ぐため、商品を選ぶときは無糖のものにしてください。

魚も認知症予防に効果的な食べ物です。魚介類の摂取量が多いほど認知症のリスクの低下がみられ、魚をもっともよく食べている人は、15年後の認知症のリスクが61％低下したというデータもあります。魚の油に含まれるDHA（ドコサヘキサエン酸）やEPA（エイコサペンタエン酸）が認知症を防ぐといわれています。

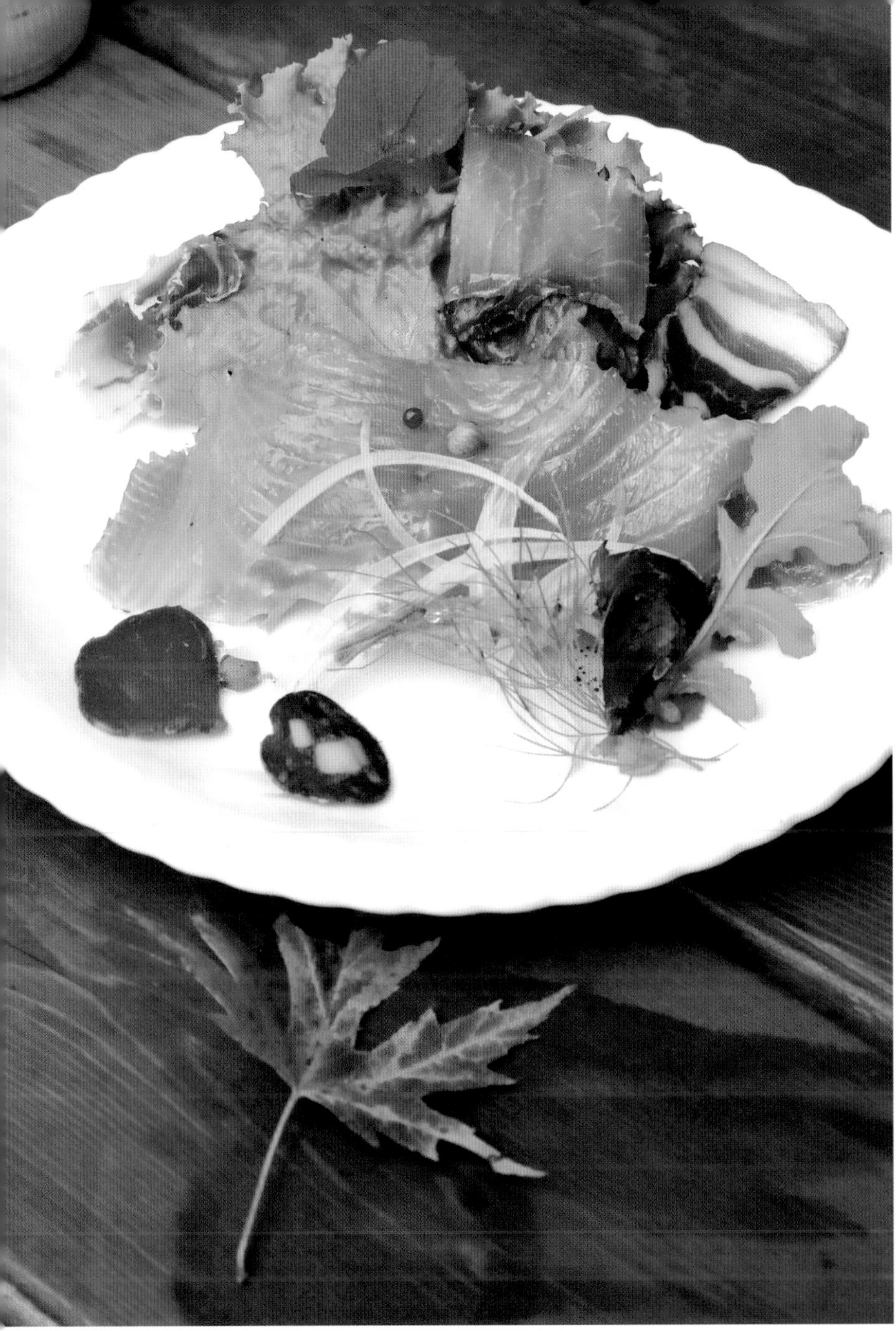

魚の油に含まれる成分が認知症を防ぐ。魚介類1日1切れでリスクが下がる

卵黄のコリンが神経伝達物質の材料になり認知症を防ぐ

卵も認知症予防に有効です。卵はたんぱく質が多く、筋活にもうってつけです。「卵は1日1個まで」といわれていたのは昔の話で、食事でコレステロールをとっても、血中コレステロールはほとんどの人が上がらないことがわかっています。僕も毎日1~3個の卵を食べていますし、患者さんにも「2個くらい食べてもぜんぜん大丈夫」といっています。

卵のよい点は、卵黄の部分にコリンが含まれていること。コリンは体内に入ると脳の神経伝達物質の材料になります。

フィンランドで行われた研究でも、食事からコリンを多くとっている人は、少ない人に比べて、認知症リスクが28%低く、記憶力と言語能力を測定するテストも優れていたと報告されています。

コリンは卵黄のほか、大豆や牛肉、鶏肉、鶏レバー、エビ、ピスタチオ、ブロッコリーなどにも多く含まれています。牛丼を食べるときは、温泉卵を1つ加えると、脳によい食事になります。

第 4 章

脈活

血圧を下げて
血管の老化を防ぎ
脳卒中や心筋梗塞にならない
体をつくる

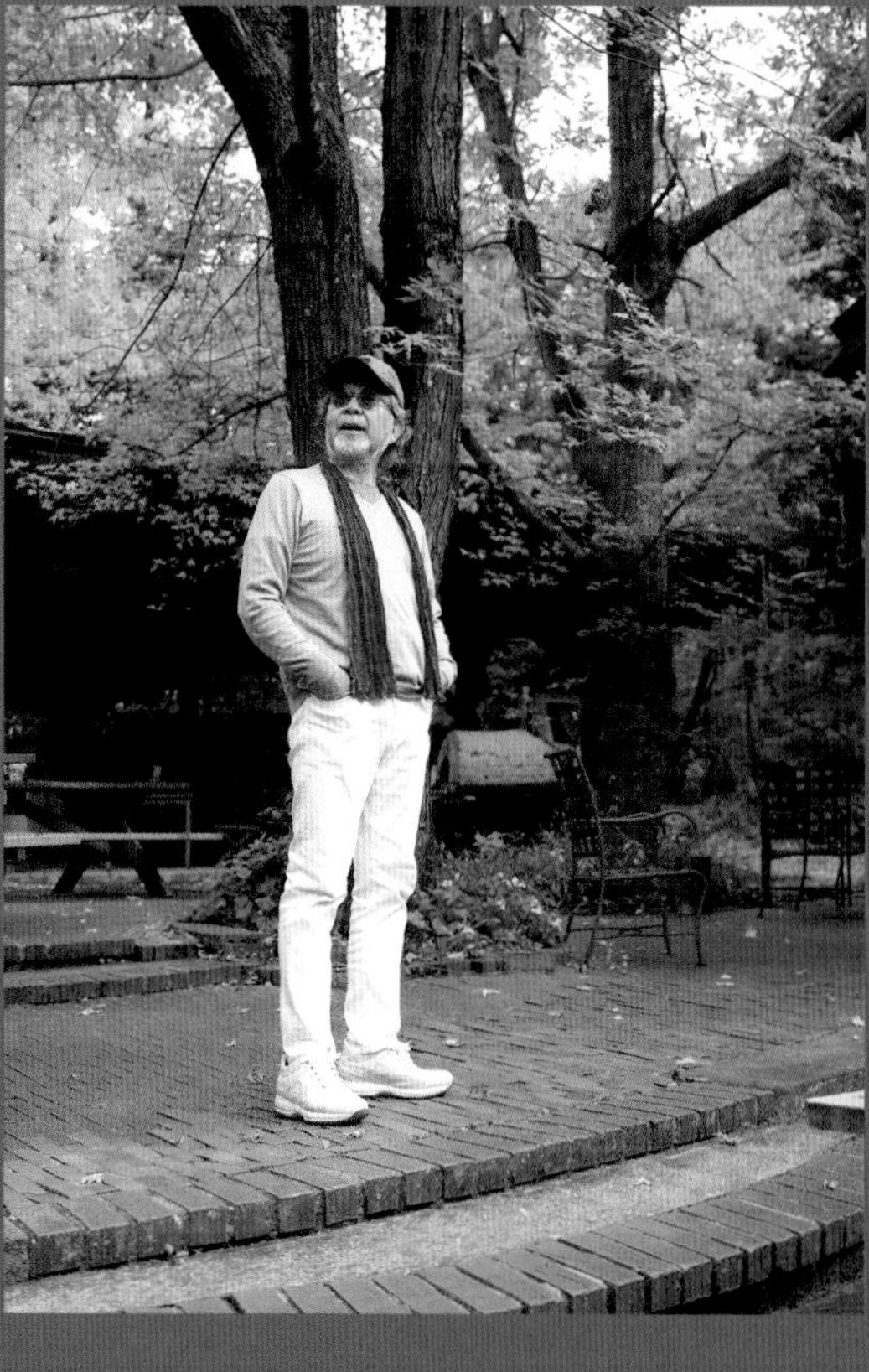

生活習慣病が血管の老化を進める
血管を若返らせて心筋梗塞や脳卒中を予防

人は血管から老いる

脈活の「脈」は脈拍の「脈」、すなわち脈活とは、血管の状態をよくする活動のことです。「人は血管から老いる」といわれています。血管が老化すると、シミ、しわ、むくみなどの原因になるほか、高血圧や動脈硬化、心筋梗塞、脳卒中、さらには認知症などの病気のリスクを高めます。まさに老化は血管から始まるのです。

血管の老化の1つに「ゴースト血管」と呼ばれる状態があります。これは毛細血管が存在するのに血液が流れないため、画像検査を行うと血管が消えているように見えます。まるでゴースト（幽霊）のような血管なので、ゴースト血管と呼ばれています。腎臓の毛細血管がゴースト化すると腎機能が低下し、人工透析が必要になることもあります。またゴースト血管は認知症の発症にもかかわっています。

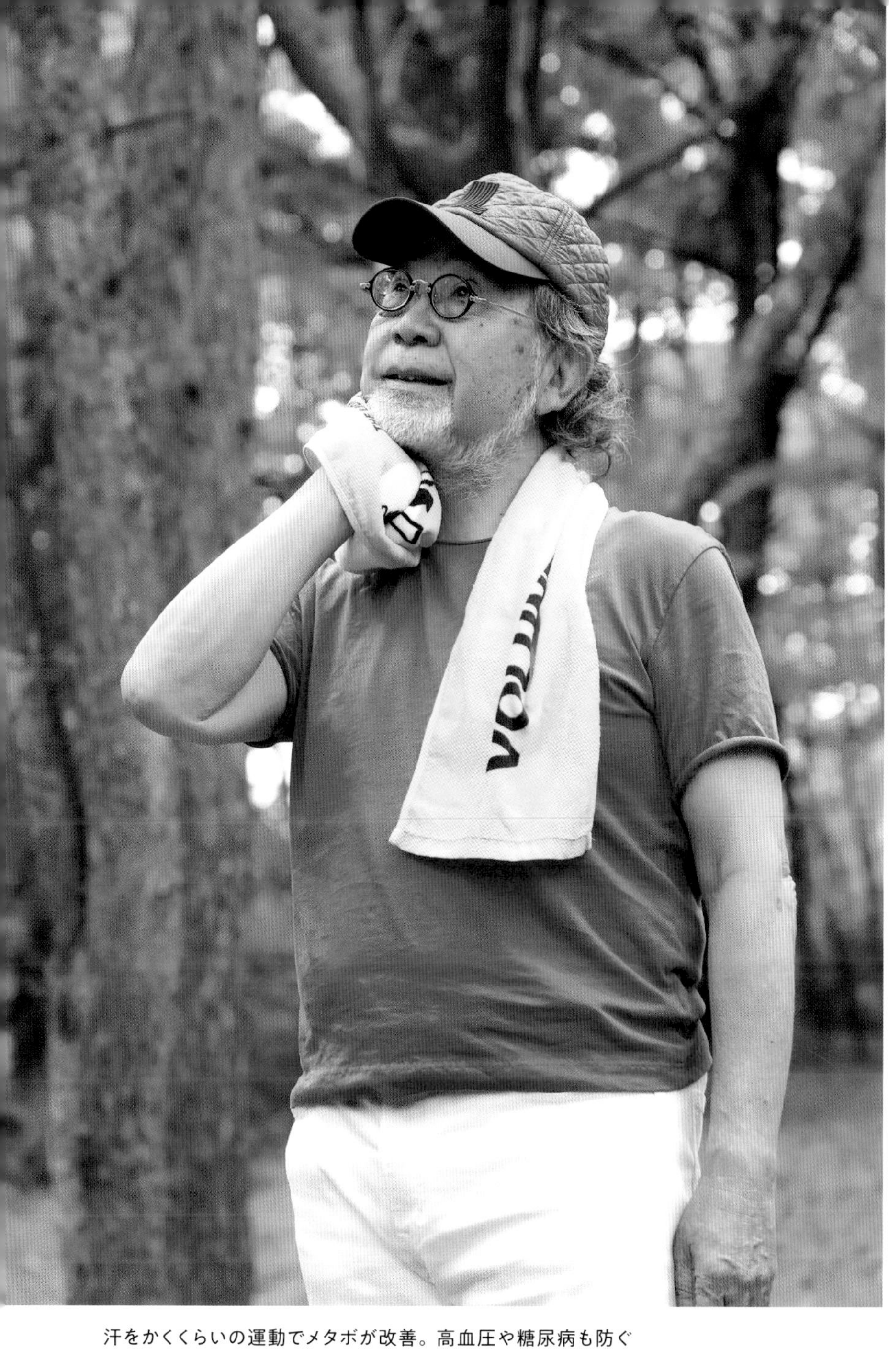

汗をかくくらいの運動でメタボが改善。高血圧や糖尿病も防ぐ

中高年の2人に1人が高血圧

ゴースト血管のような血管の老化を進める要因の1つが高血圧です。日本人の中高年の2人に1人が高血圧といわれています。ところが血圧はかなり高くなっても、自覚症状がほとんどありません。健康診断で高血圧といわれても、「別に元気だからいいや」と軽く考えている人が多いのですが、実は高血圧はとても危険です。

高血圧は自覚症状がなかなか出にくいことから、「静かな殺し屋（サイレントキラー）」と呼ばれています。時間をかけて、じわじわと血管を傷つけて、自覚症状がないまま動脈硬化を進めるからです。

動脈硬化とは、血管が弾力を失って硬くなった状態のこと。血液の流れが悪くなって、血管が詰まりやすくなったり、破れやすくなったりします。その結果起こるのが、心筋梗塞や脳卒中。さらに脳の動脈硬化によって脳血管性認知症を引き起こすこともあります。実際、高血圧患者は正常血圧の人よりも、認知症を発症するリスクが1・6倍高いという研究報告があります。

医学的には最大血圧が140以上か最小血圧が90以上になると、高血圧と診断し

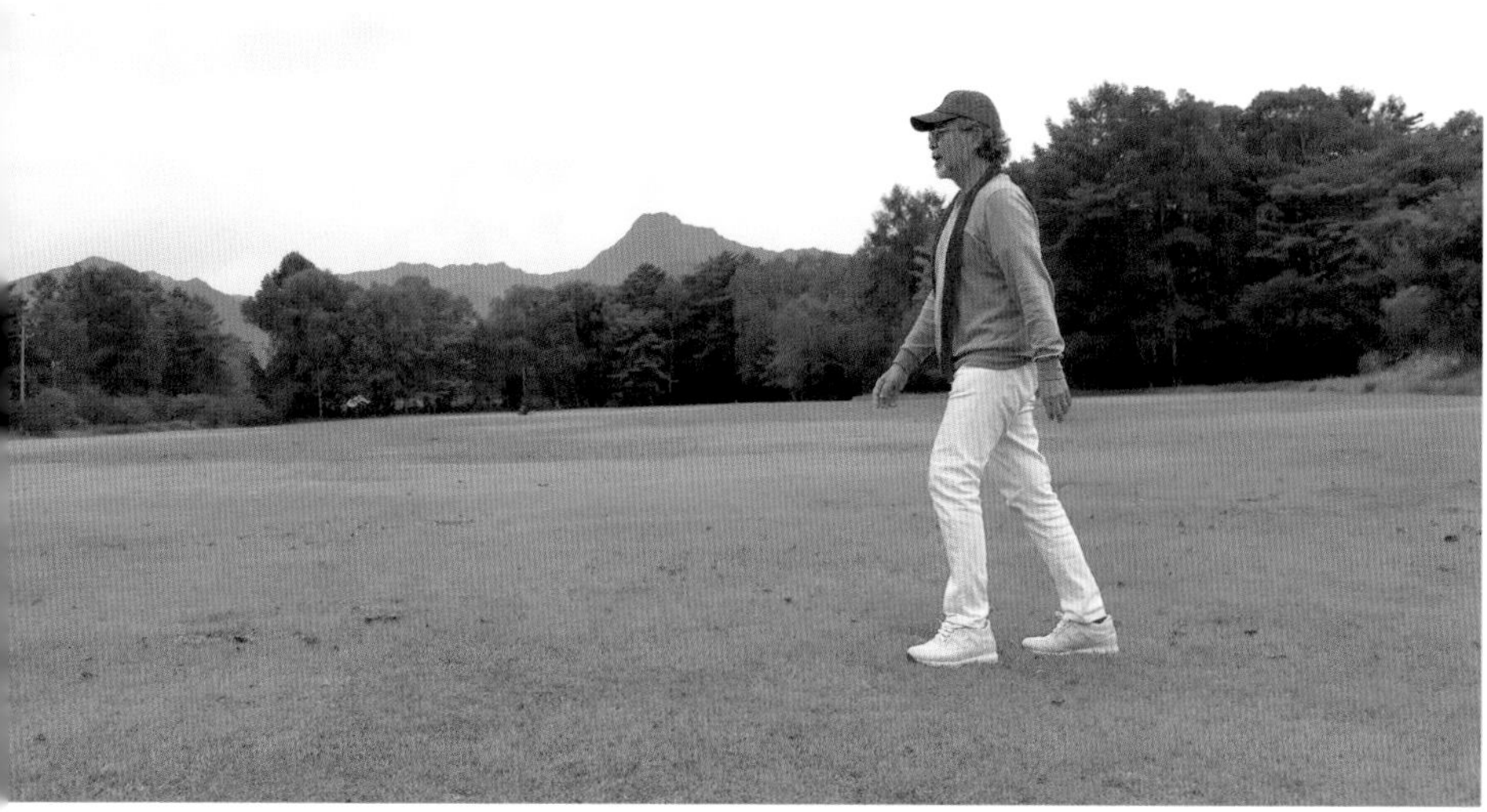

ウォーキングは生活習慣病予防の基本となる運動

ます（以下、１４０／90のように表記）。なお正常血圧は１２０／80未満となっています。

僕は血圧がこの境界にいる方や高血圧の患者さんには、すぐに薬を出すことはしません。まず生活の改善で血圧を下げることが大事だと思っているからです。ただし、必要なときには薬を出しています。

生活指導で目標とする血圧は、１３０／80未満。さらに70歳以上の人の血圧の治療目標は１５０／90未満に上げています。

だいたいの高齢者は動脈硬化があります。動脈硬化が少しある人に、無理やり強い薬で血圧を下げると、脳や心臓に血液を流す力が弱くなってしまうのです。

そのため、年齢や血管の状態を見極めた、微妙なさじ加減が必要です。

シナモンジンジャーティーで血管の酸化を防ぐ

高血圧は脈活、すなわち生活習慣で下げることができます。それでも下がらない場合は薬を使いますが、まずは自分なりに脈活に取り組んでみましょう。

脈活の基本は食事と運動。食事では抗酸化物質を含む野菜が効果的です。動脈硬化は血液中の悪玉コレステロールが酸化されることで進行するので、体の中でも血管の酸化を防ぐために抗酸化物質がつくられていますが、しかし年齢とともにその力が落ちてくるので、食品から抗酸化物質をとることが大事なのです。

抗酸化作用のある飲み物にシナモンジンジャーティーがあります。体が温まり、毛細血管の循環がよくなるお茶です。僕も毎日、このお茶で一息ついています。

シナモンやジンジャー（ショウガ）には、血管の酸化を防ぐ抗酸化物質が含まれています。簡単につくるなら、シナモンパウダーとチューブ入りのショウガを紅茶に入れるだけでつくれます。でも僕はちょっと本格的に、シナモンスティックを2㎝ほどに切り、生のショウガを薄く刻んで鍋で煮だし、それに紅茶を入れてつくっています。はちみつを入れるとおいしいですよ。

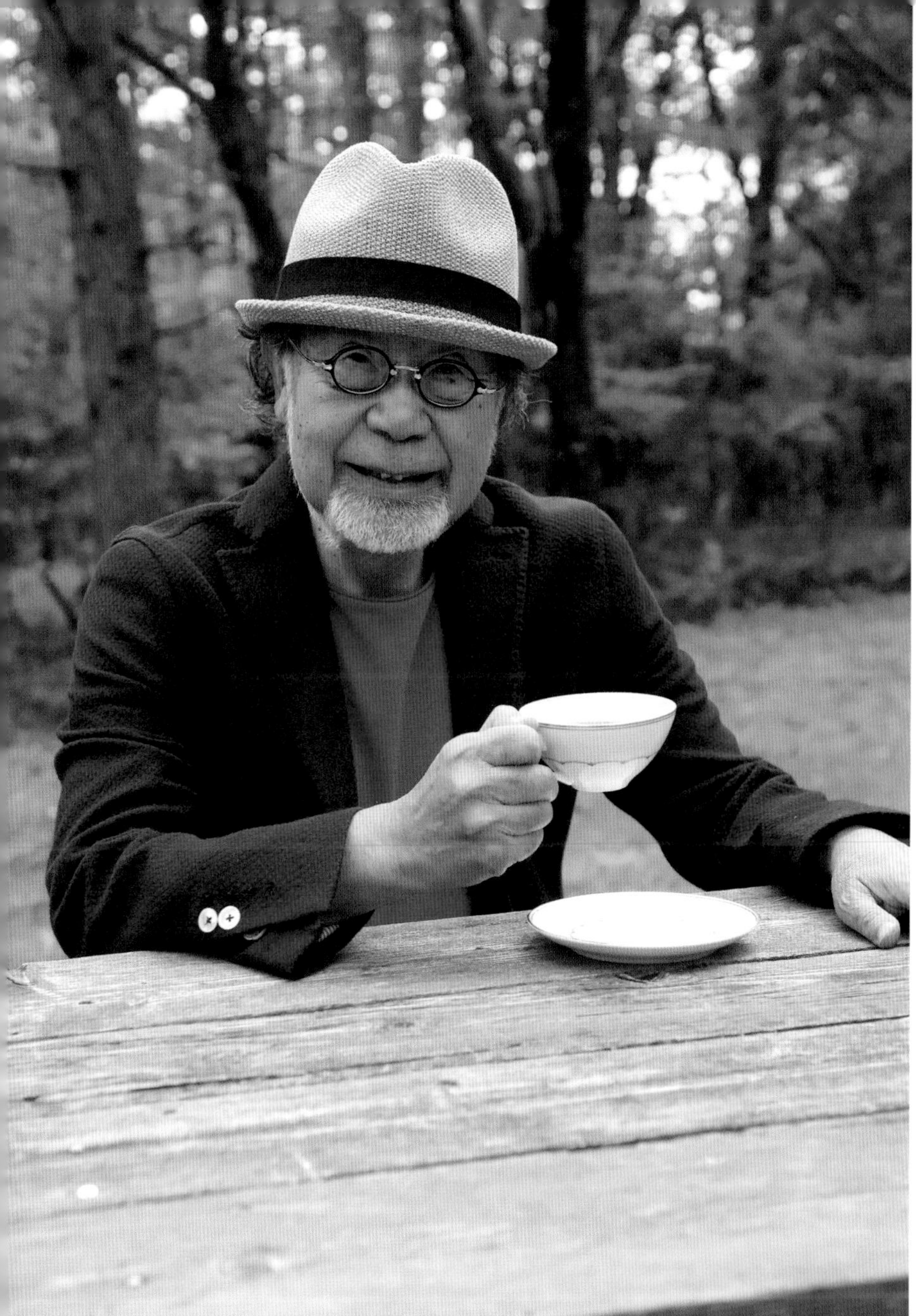

シナモンジンジャーティーは心身をリラックスさせて血管を拡げる

減塩にはたっぷり野菜とだしを利かせる

抗酸化物質は野菜やスパイスなどに豊富に含まれる植物性の成分です。腸活によるがん予防だけでなく、脈活のためにも野菜を食べることは大事なのです。

また野菜に多く含まれているカリウムは、体の中でナトリウム（塩分）と置き換わって体外に排出する効果もあり、高血圧の原因の1つといわれる塩分のとりすぎを防いでくれます。

ときどき、「減塩のしすぎはよくない」というフェイク・ニュースが流れてきますが、こういう情報に振り回されてはいけません。

確かに、塩分に左右されない食塩非感受性高血圧の人もわずかにいます。しかし、大多数の人はやはり塩分摂取量が少なくなれば、血圧も下がります。

僕が患者さんに生活指導する場合は、男性8g未満、女性7g未満を1日の塩分摂取量の目標にしています。塩分量を減らすには、だしを利かせるとよいといわれています。だしのうまみが感じられると、塩味が少なくても満足感が得られます。

味がついているおかずにも、しょう油や塩をかけてしまう人は、単に習慣になっ

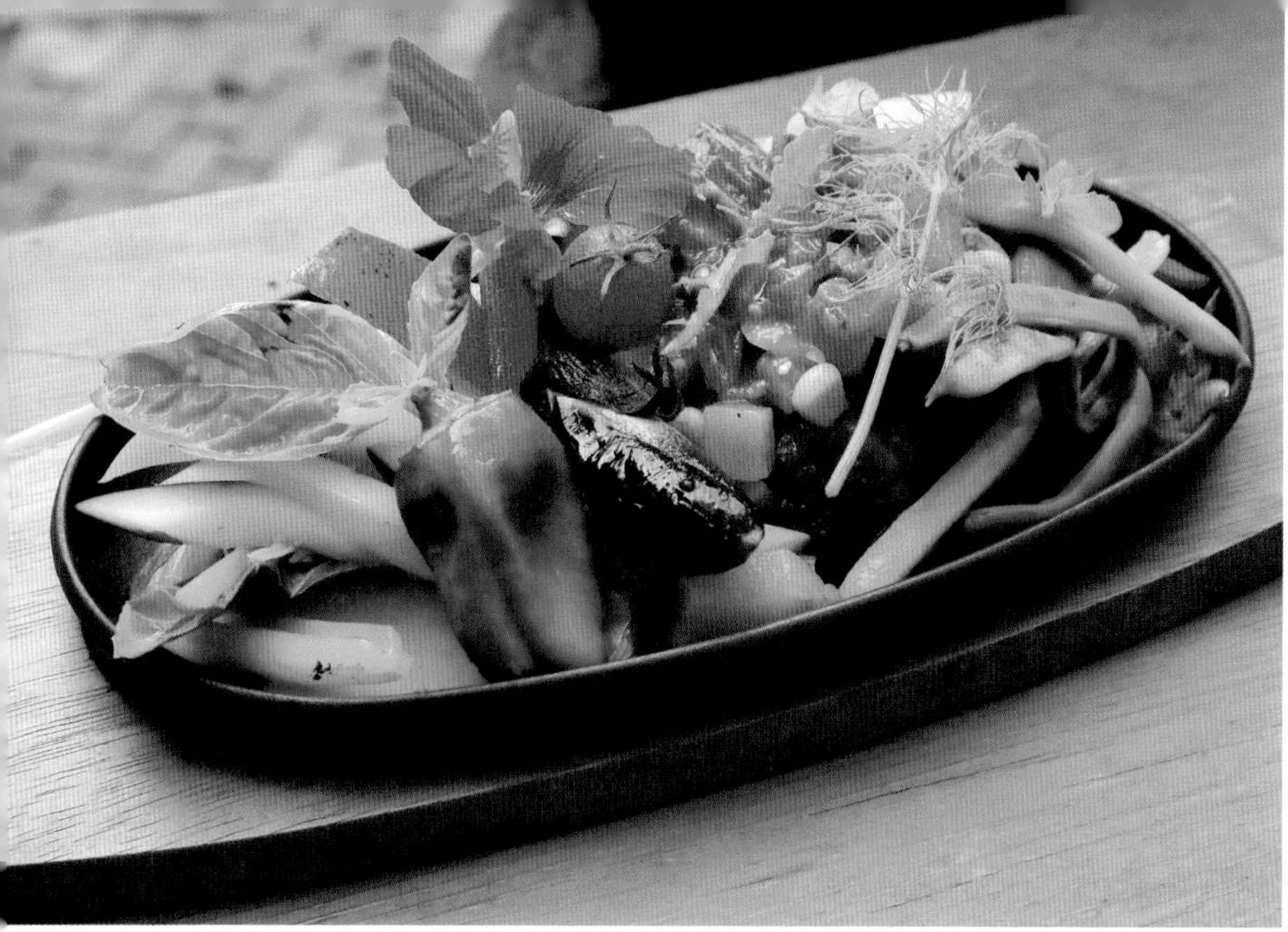

野菜は血圧を下げる働きもあるのでたっぷりとりたい

ているだけの人が多いので、何もつけずに食べることを習慣にしてみましょう。みそ汁も野菜をたっぷり入れた具だくさんみそ汁にすると塩分を減らすことができます。

「しおナイン」というおもしろい健康食品があります。海藻のぬめり成分とタマネギパウダーに含まれるアルギン酸の働きで、摂取した塩分が体の内部に吸収されず、便としてそのまま体外に排出されるという優れモノ。塩分が多かった日など、これを1日3回とると1・5gの塩分の吸収を抑えてくれます。

また最近、たんぱく質をしっかりとると高血圧のリスクが下がるという論文が発表されています。たんぱく質が少ないと血管がもろくなって、動脈硬化が起こりやすくなると考えられているからです。

NOを増やして血管の老化を防ぐ

血管の老化を防ぐ物質として最近注目なのが、NO(一酸化窒素)です。体内でNOを増やすには、手を強く握ることが有効。手を握って前腕の血流が低下し、再び流れ出すときに、血管内皮細胞からNOが分泌され、血管を拡張させて血圧を下げます。これはカナダ・マクマスター大学准教授で高血圧治療の専門医でもあるフィリップ・ミラー博士が考案した「ハンドグリップ法」が根拠になっていますが、僕が握力低下の防止のために提唱しているグーパー運動(『疲れない 太らない ボケない 60代からの鎌田式ズボラ筋トレ』所収)を応用してもよいでしょう。

手でなくても、筋肉を収縮させてから血液が再び勢いよく流れればNOは放出されるので、スクワットなどの筋トレでも同様の効果があります。その際、腰を落としたときに、2~3秒静止して血流を一時的に止めるのがポイントです。

また入浴して体が温まると血管が拡張して血流がよくなりますが、このときにもNOが放出されます。そして、夜寝る間に「むくみ取りのポーズ」というストレッチを行うと血管の老化予防の効果がさらに高まります。

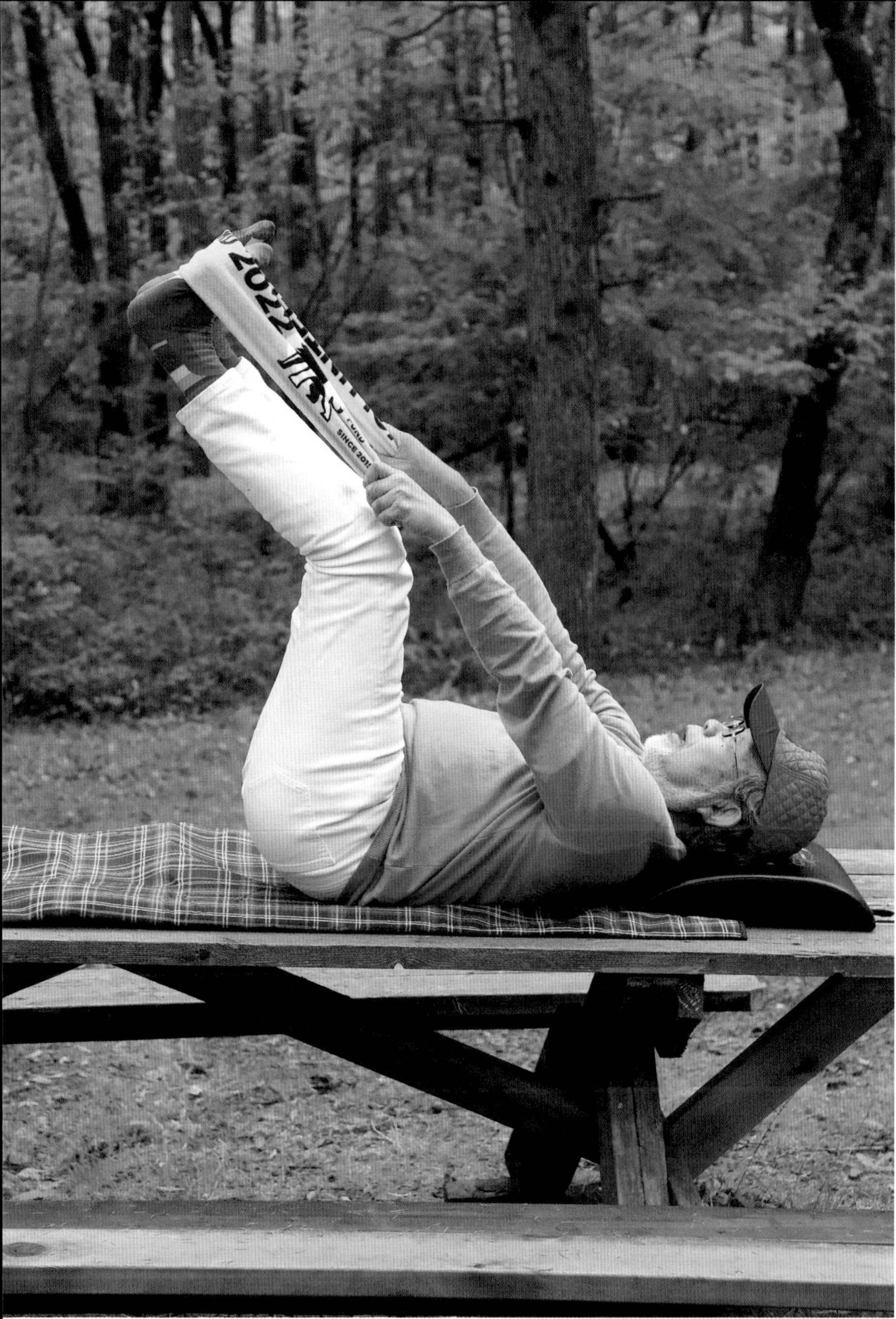

血液の流れをよくするむくみ取りのポーズ（やり方は104ページ）

むくみやすい人が寝る前に行うと足のむくみが解消。
「冷え」を感じる人にも毛細血管の血流改善で効果が

むくみ取りのポーズ

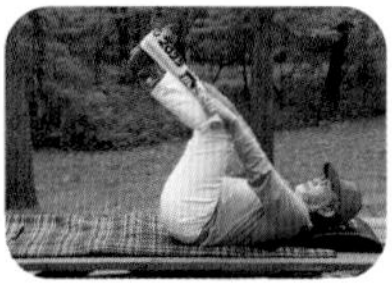

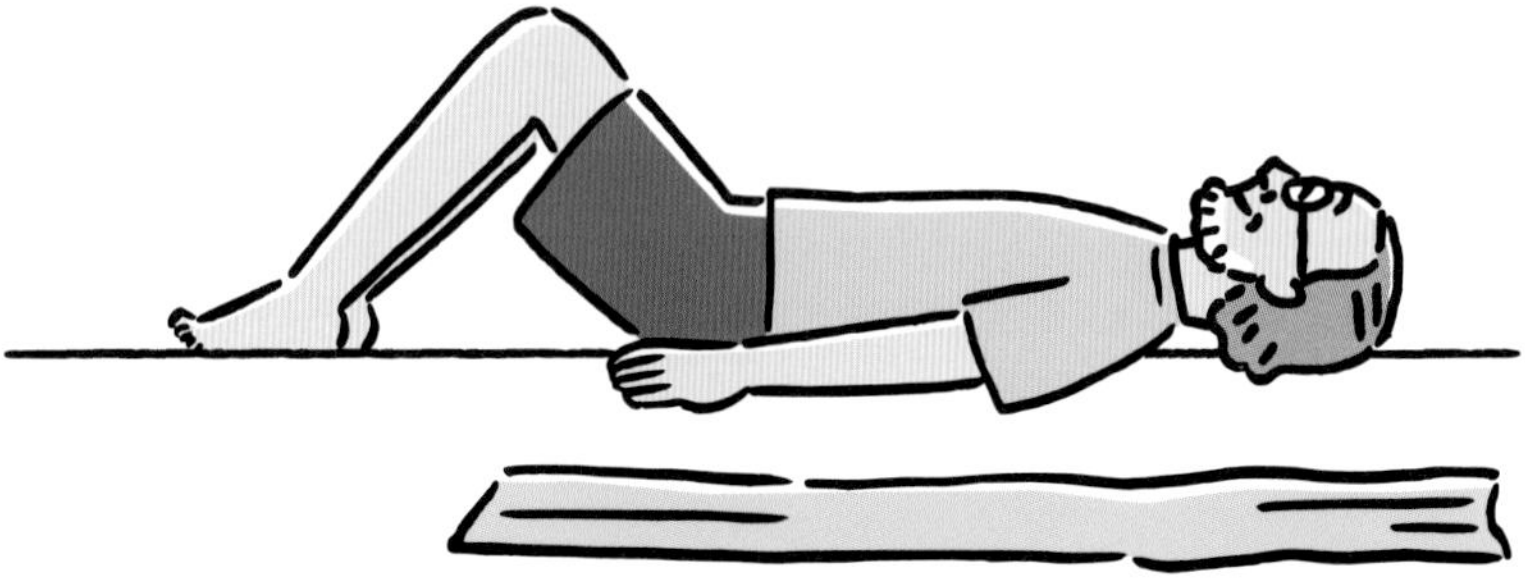

1

あらかじめタオルを置いておく。あおむけに横になり、
ひざは90度に曲げる。ひざの間はこぶし1個分あける

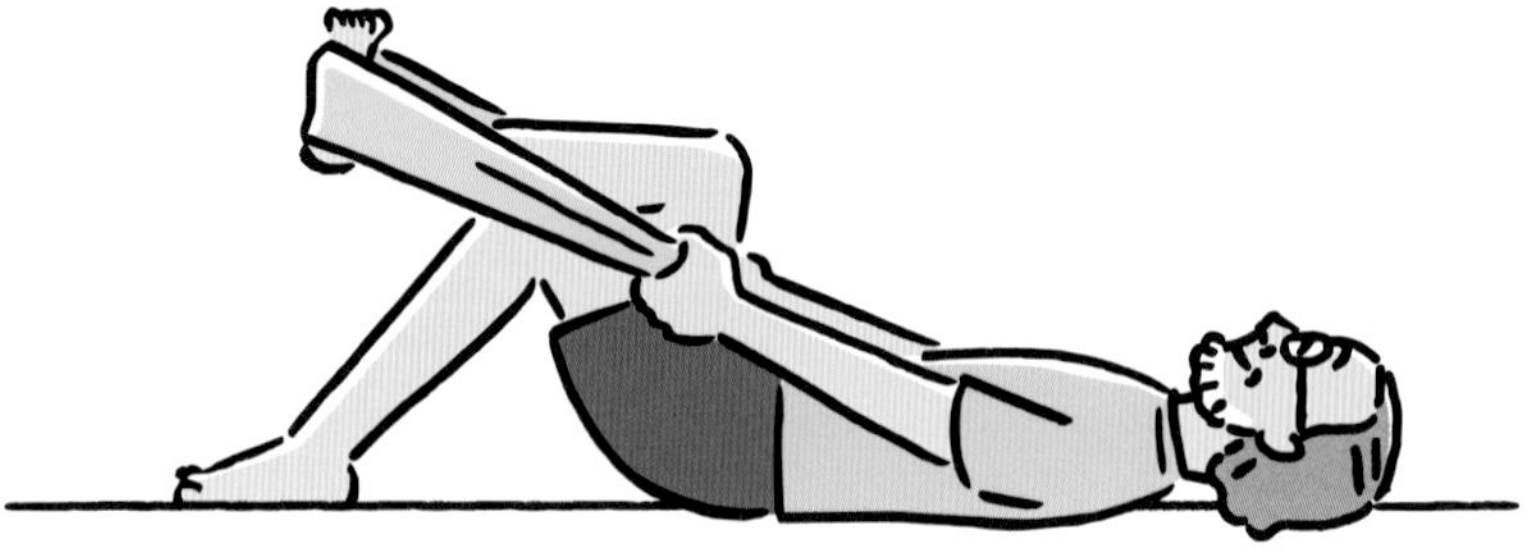

2

股関節の上にひざがくるように右足を曲げて、
足の裏にタオルを引っかける

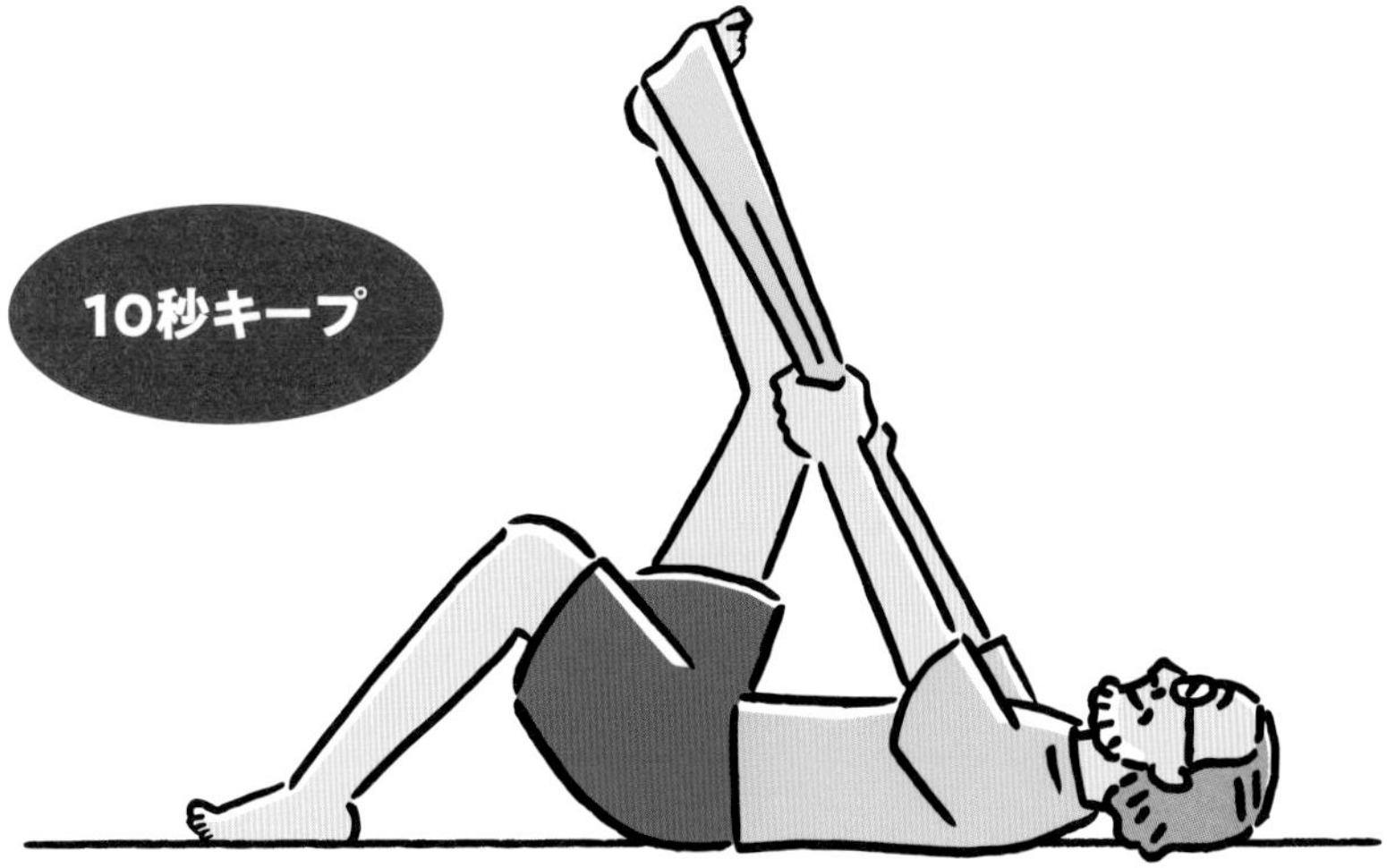

3

2の姿勢から、右ひざをできるだけ上に伸ばす。
この姿勢を10秒キープ。左ひざも同様に行う

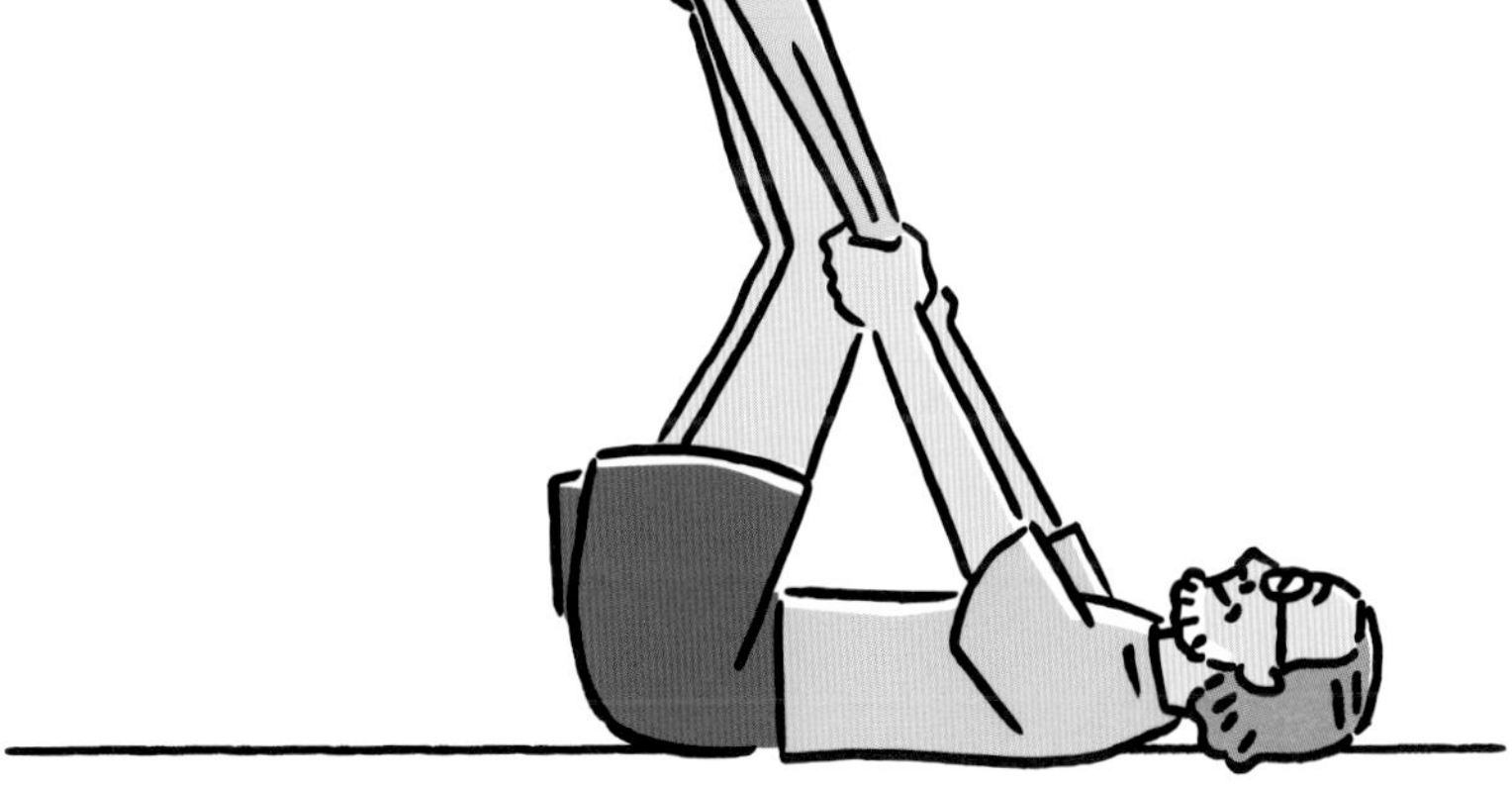

慣れてきたら両足でもやってみよう

温泉や腹式呼吸でリラックス

入浴でもＮＯは増えます。体を温めることが大事なので、シャワーですませるのではなく、ちゃんと湯船につかるようにしましょう。リラックス効果も得られるので、お湯の温度は38〜40℃くらいのぬるめがよいでしょう。

リラックスすると、副交感神経が刺激されるので、血管がより拡張しやすくなります。日頃ストレスを抱えている人は、銭湯や温泉に行くのもおすすめです。

銭湯や日帰り温泉でも、広いお風呂に入ると、開放感があってリラックス効果がより増すでしょう。僕もストレスがたまったと感じたときは、家から車で行ける日帰り温泉に行くようにしています。

ストレスの解消には腹式呼吸も効果的です。日中にストレスを感じたときに行います。また寝る前に横になったまま布団の中で行うこともできます。３秒かけて鼻から息を吸ってお腹をふくらませ、７秒かけてゆっくり口から息を吐き出しながらお腹をへこませます。５回ほど行うと副交感神経が刺激されて、リラックスできるようになります。

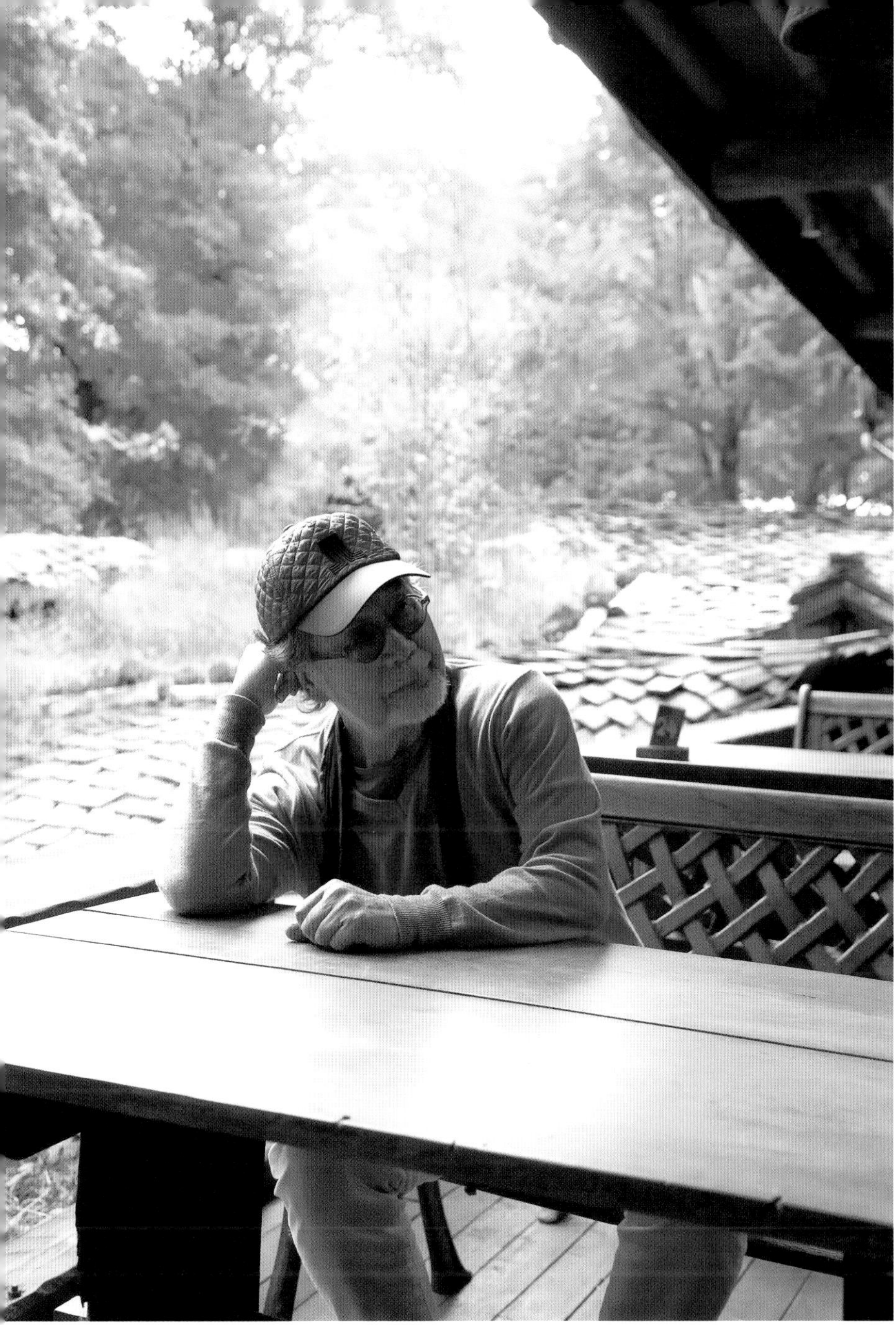

リラックスした時間を過ごすことが血管の老化を防ぐ

糖尿病でも血管の老化が進む

脈活について、高血圧を中心に話してきましたが、高血糖にも注意しましょう。糖尿病や高血圧の原因の1つが肥満です。家でゴロゴロしている時間が長くなると、肥満になり血糖値を上げてしまいます。糖尿病も動脈硬化を進めて、心筋梗塞や脳卒中のリスクを高めるほか、高血糖が長く続くと網膜症や腎症、神経障害などの合併症を起こします。糖尿病改善の基本も野菜が豊富な食事と筋活です。

胃の薬を飲んでいると糖尿病を発症するという衝撃的な報告があります。イタリアのミラノ・ビコッカ大学の研究によると、胃腸薬のプロトンポンプ阻害薬（PPI）を服用した後に糖尿病と診断される人が増え、長く服用した人ほど糖尿病の発症リスクが高くなることがわかりました。

この原因としてPPIの服用が2章で述べた腸内フローラに影響を与えた可能性が指摘されていますが、ここで言いたいことは、薬にはさまざまな副作用があるということ。糖尿病も高血圧もそうですが、体の不調はまずよい生活習慣で改善できれば、それがベストだということです。生活習慣の改善を始めましょう。

第5章

眠活

不眠を薬に頼らず改善し
睡眠の質を高め
朝から元気に過ごせる
生活リズムをつくる

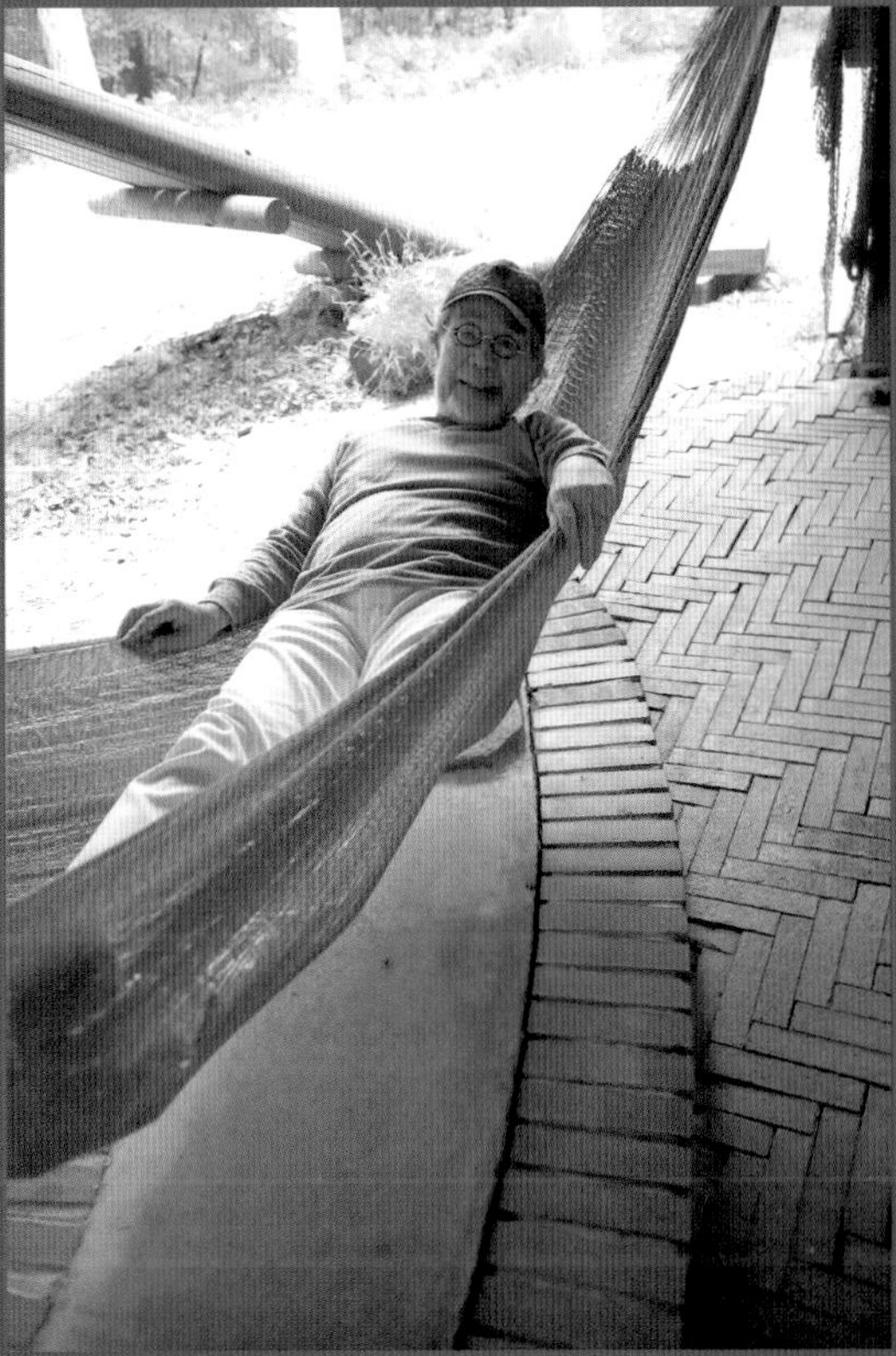

不眠を改善してピンピン元気な90歳に **睡眠**の質を高めて脳と体を休ませよう

睡眠不足は高血圧や認知症のリスクを高める

眠活の「眠」は睡眠の「眠」、よく眠るための活動です。睡眠不足は、肥満や高血圧、認知症などのリスクが高まるといわれているので、よく眠れているかどうかは、ピンピンヒラリのためにもとても重要なことです。

睡眠は、浅い睡眠の「レム睡眠」と、深い睡眠の「ノンレム睡眠」が交互に訪れますが、どちらにも大事な働きがあります。おもにノンレム睡眠のときは脳や体を休め、レム睡眠のときは記憶や感情の整理を行っています。

その他、睡眠にはさまざまな効用があります。例えば、眠り始めから約3時間は、成長ホルモンが分泌されます。成長ホルモンは成長期には体を成長させ、成人してからは傷ついた血管や臓器を修復したり肌の状態を整えたりしてくれます。

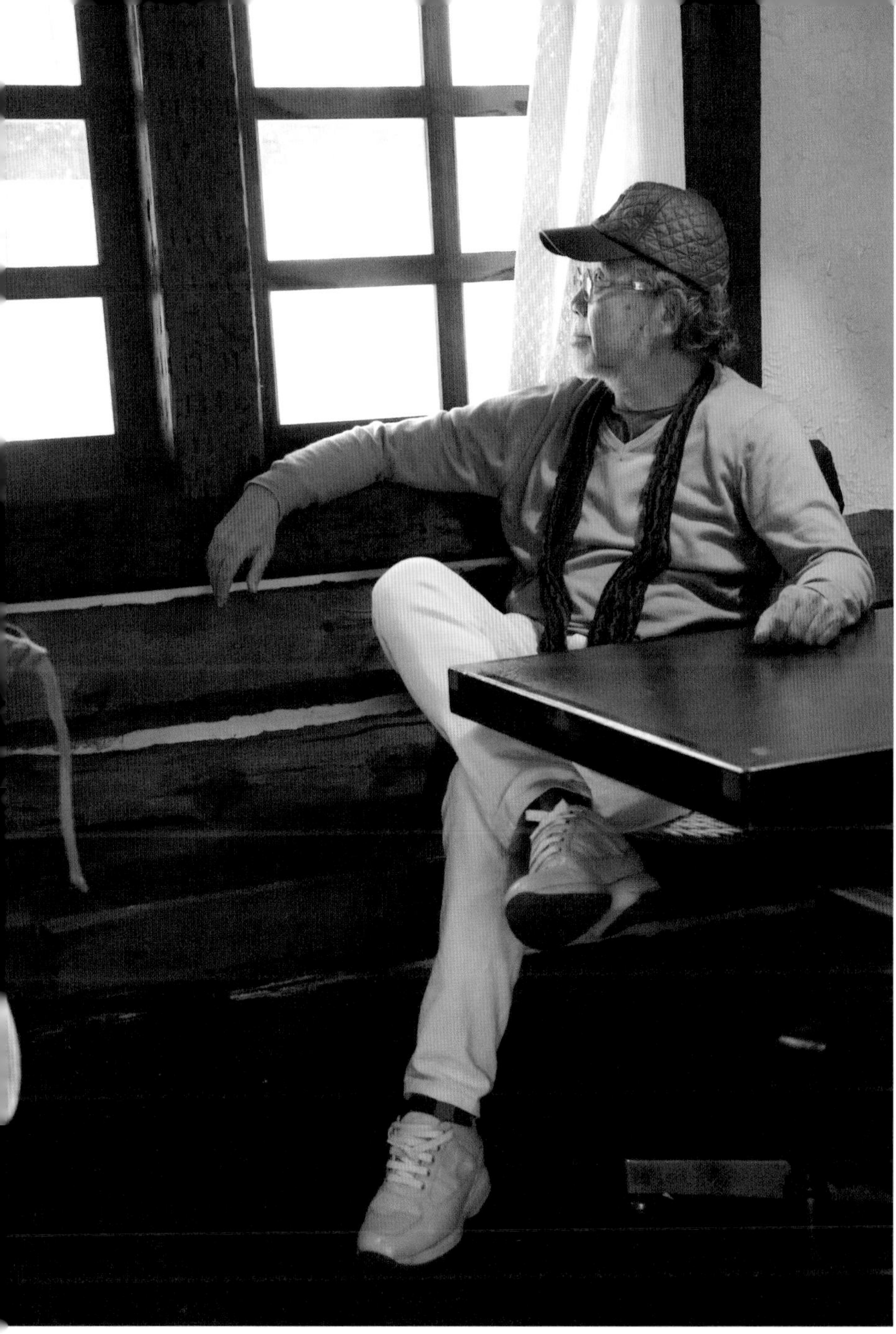

明るくなったら起きて、暗くなったら休む。自然なリズムが質の高い睡眠をつくる

脳と体を休めるための睡眠時間は7時間

睡眠には脳や体を休養させて疲労回復させる働きがあります。では脳や体を休めるにはどのくらいの睡眠時間が必要なのでしょうか。

僕は大学受験を控えた18歳から60歳までの約40年間、4時間半睡眠をしていました。睡眠時間が6時間未満でも元気に活動できる人のことを「ショートスリーパー」といいますが、その頃の僕はショートスリーパーだったわけです。

短時間でもぐっすり眠れるなら、1日に使える時間が長くなるというメリットがありますが、誰にでもできることではありません。スタンフォード大学の研究によると、ショートスリーパーは遺伝的な特性であり、行動変容を起こして習慣をつけても、後天的にショートスリーパーになれるわけではないというのが定説です。

むしろ多くの人は、4時間半～5時間睡眠では血圧を上げたり、うつ病を起こしたり、ストレスから慢性炎症を起こして認知症のリスクが上がるということを考えておく必要があります。おおむね7時間睡眠をとる人が最も長く、男性の場合4～5時間の人は寿命が短いこともわかってきました。

睡眠時間と循環器疾患死亡リスクの関連
（睡眠時間7時間を1とした場合の比較）

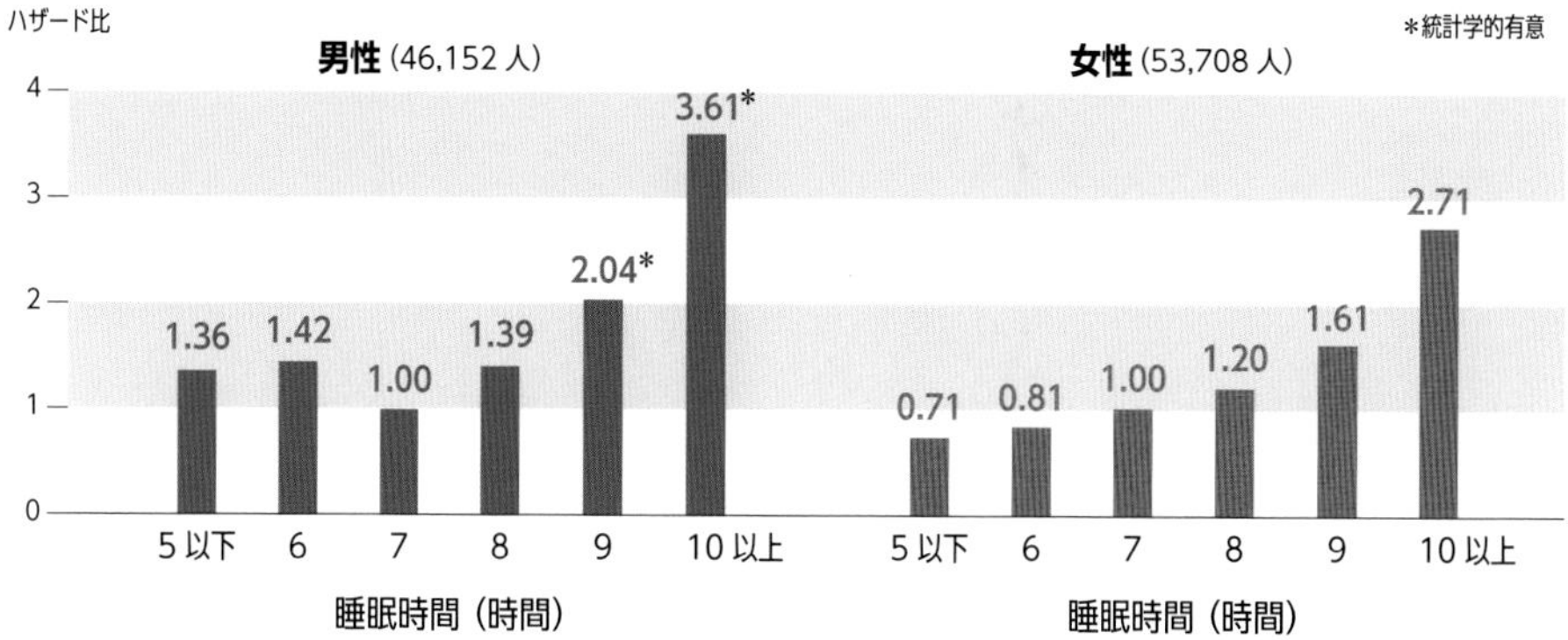

年齢、地域、喫煙、飲酒、緑茶摂取、コーヒー摂取、独居状況、健康診断有無、余暇の運動頻度、高血圧、ストレス、BMIの影響を統計学的に調整

＊出典:国立がん研究センターによる多目的コホート研究より、一部改変

逆に長く眠ればよいというものでもなく、9時間、10時間になると死亡リスクが上がります。とくに心臓病など循環器の病気が起きやすいのです（上のグラフを参照）。

元聖路加国際病院名誉院長の日野原重明先生も、僕がお会いしたときに4時間半睡眠をしていると聞きました。日野原先生は105歳まで生きたので、ショートスリーパーが短命かといったら一概にはいえません。体に合った睡眠時間は人それぞれです。

自分は何時間ぐらいの睡眠が体に合っているのか。若い頃は8時間睡眠で元気に動けていた人が、年齢とともに睡眠力が低下し、7時間、6時間と変化していくことを考えれば、平均的には7時間睡眠を目指すのがよいのではないかと思います。

朝日を浴び朝食をとって体内時計をリセット

睡眠の質を高めるには生活習慣の改善がとても大事です。その改善の1つが、体内時計のリセット。私たちの体には時計遺伝子と呼ばれる遺伝子があり、体内時計とも呼ばれています。体内時計のリズムは約24・5時間。実際の1日より0・5時間ほど長いのです。そのため、毎朝、体内時計をリセットして、ズレた時間を補正しないと、体内時計がどんどんズレていき、夜になっても眠れなくなったりします。

体内時計は朝太陽の光を浴びることでリセットされます。また光を浴びることによって、睡眠を誘発するメラトニンの分泌が抑制され、同時にセロトニンが分泌されます。セロトニンは睡眠ホルモンと呼ばれるメラトニンの材料なので、夜になるとメラトニンの分泌量が増えてよく眠れるようになります。

体内時計には親時計と子時計があります。朝日を浴びてリセットされるのは、親時計のほうです。一方、子時計は朝食をとることによってリセットされます。

朝起きたら朝日を浴び、朝食もしっかりとることが大事です。また寝る前には、116ページの「カエル足のポーズ」を行うと入眠しやすくなります。

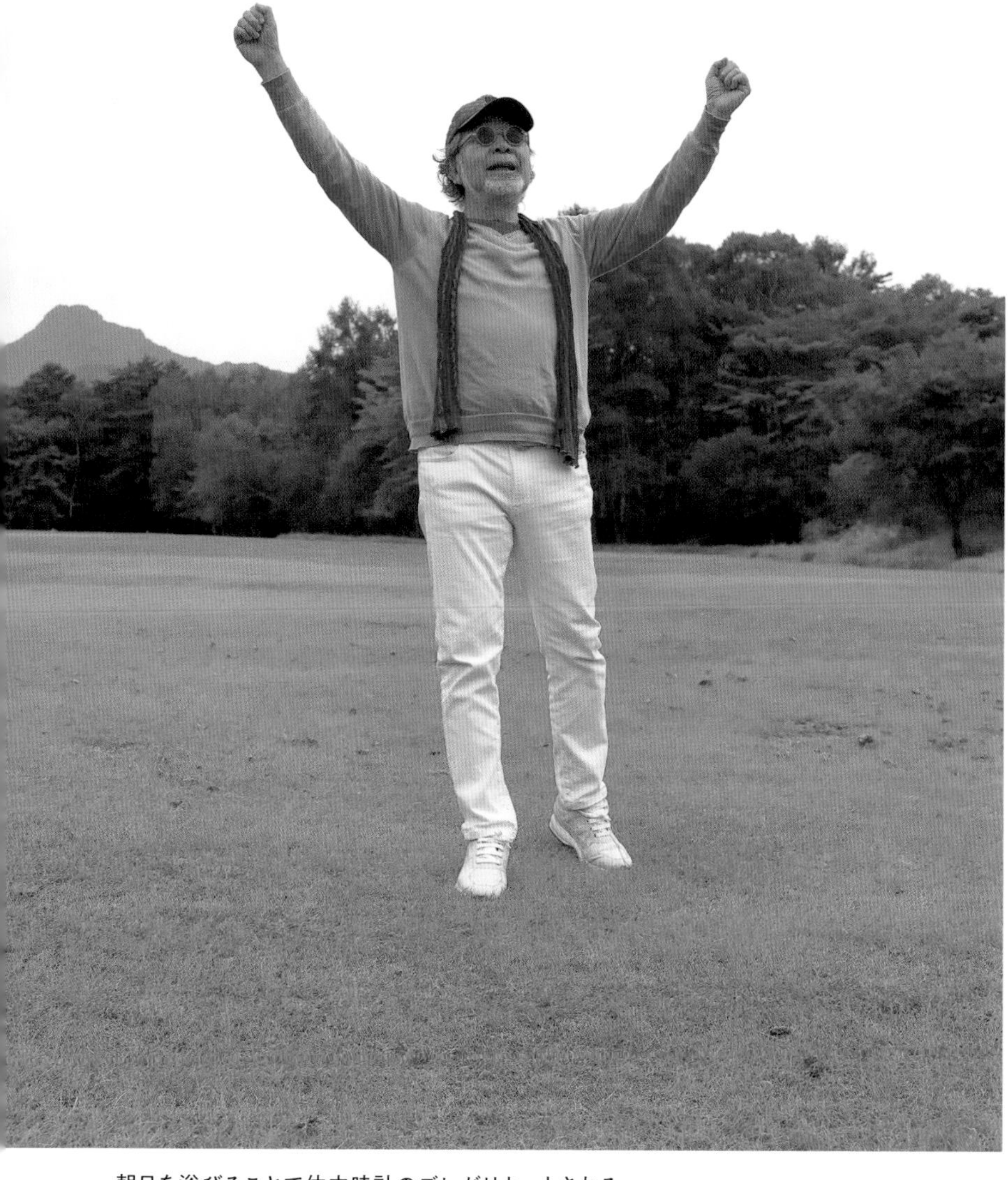

朝日を浴びることで体内時計のズレがリセットされる

内転筋と股関節のストレッチ。寝る直前に行うと、
リラックス効果もあり、入眠しやすくなる

カエル足のポーズ

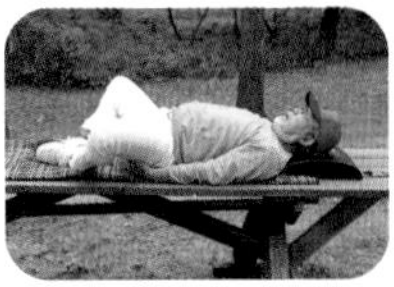

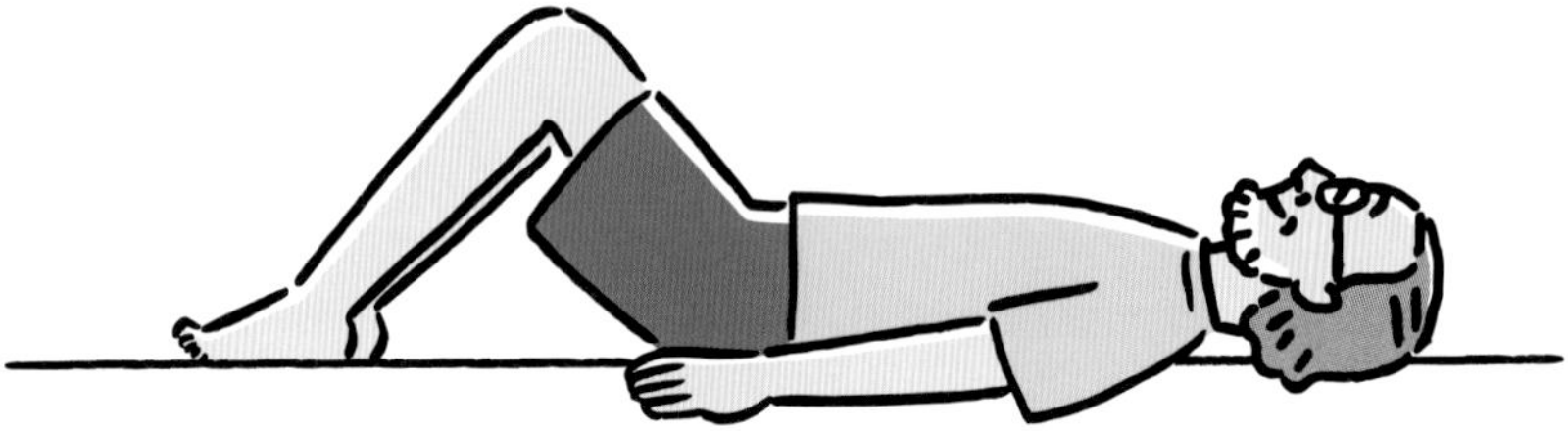

1

あおむけに寝て、ひざを90度に曲げる

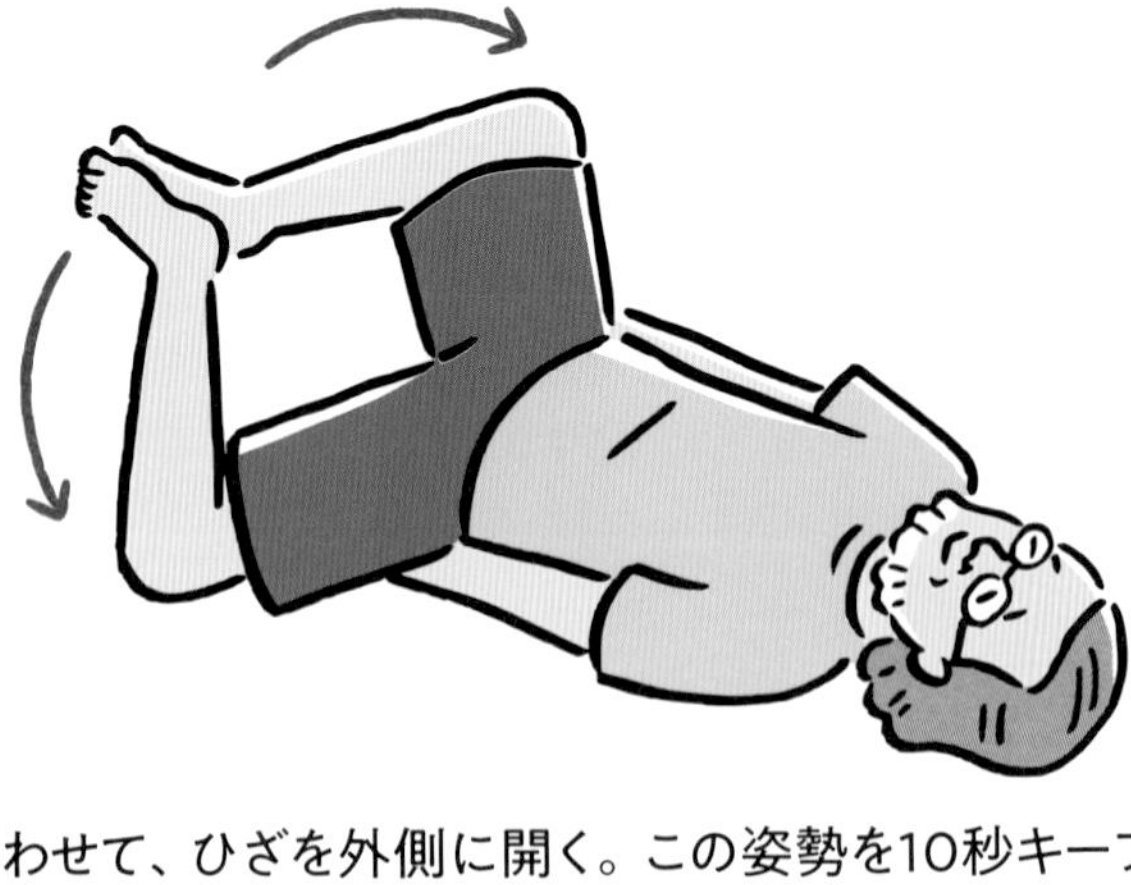

2

足の裏どうしを合わせて、ひざを外側に開く。この姿勢を10秒キープ。このとき手で太ももを押さえるようにしてもよい（次ページ上の写真を参照）

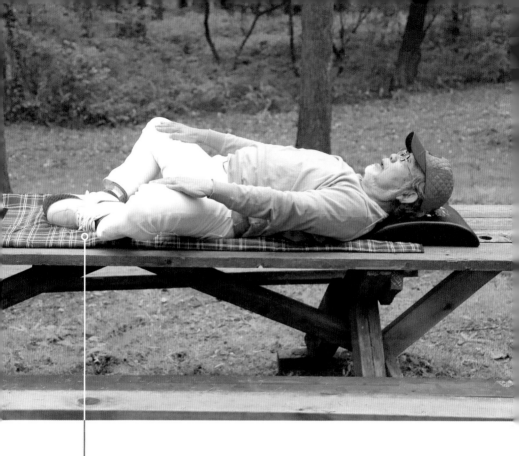

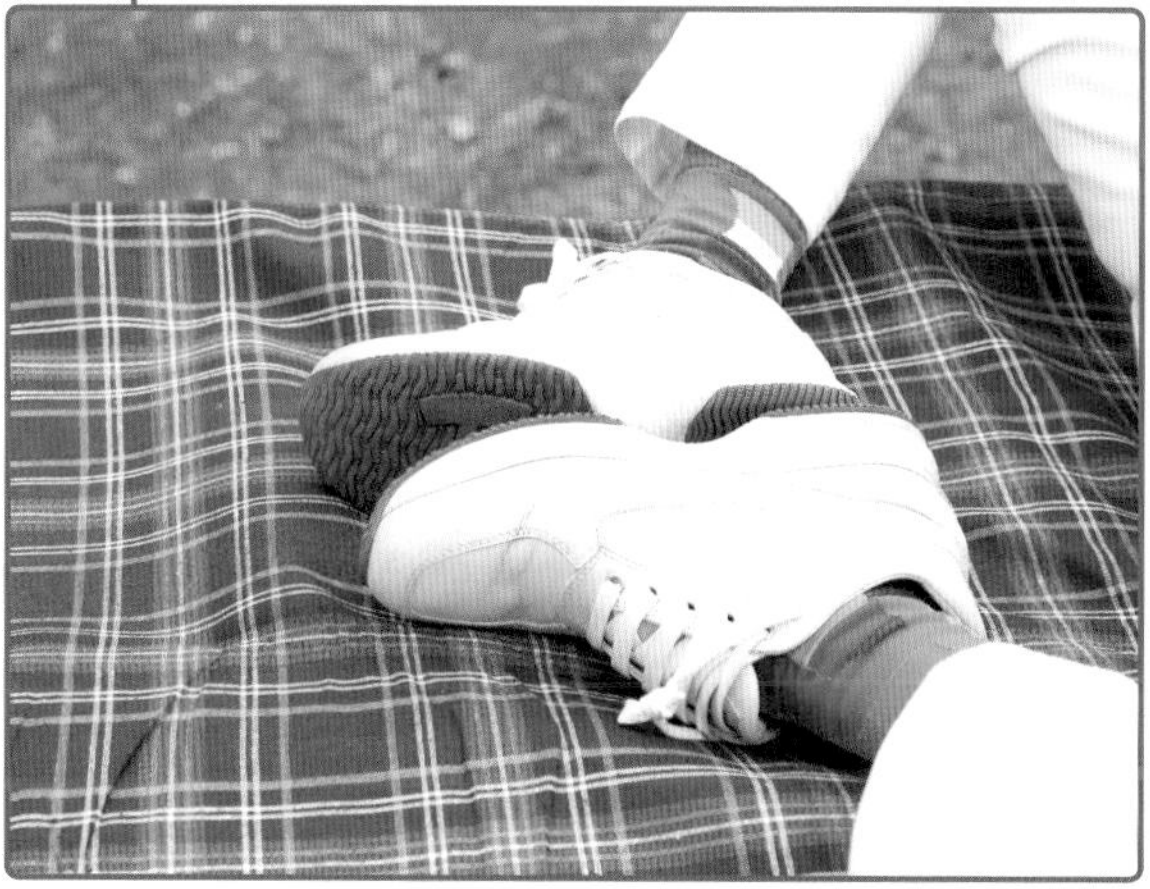

カエル足のポーズを実演する鎌田先生。足の裏と足の裏はしっかりくっつける。体が硬く股関節がよく開かないなら、写真のように手で太ももを押さえて広げるようにしてもよい。決して無理に広げようとしない。毎日続ければ、だんだん開くようになる

運動は熟睡感の向上につながる

厚生労働省が発表した『健康づくりのための睡眠指針２０１４』には、「適度な運動を行うことは、昼間の覚醒の度合いを維持・向上し、睡眠と覚醒のリズムにメリハリをつけることに役立ち、主に中途覚醒の減少をもたらし、睡眠を安定させ、結果的に熟睡感の向上につながる」と書かれています。

そこでおすすめしたいのが、朝のウォーキング。朝食を食べ終えたら、ウォーキングに出かけましょう。朝日を浴びながら、ウォーキングすることによって、セロトニンが分泌されます。セロトニンは幸せホルモンとも呼ばれていて、うつ病の予防効果も期待できます。

セロトニンはリズミカルな運動をすると分泌されやすくなります。骨活の運動であるかかと落としもリズミカルな運動なので、朝やると効果的です。

朝、ウォーキングや骨活かかと落とし（56ページ）をやれば、夜にはセロトニンからつくられたメラトニンが分泌され、夜眠れるようになります。朝の運動は僕も実践しています。みなさんもやってみてください。

寝室はできるだけ暗くする

米ノースウェスタン大学ファインバーグ医学校が、20人の健康な若者を10人ずつ2群に分け、1群は薄暗い照明の中で2晩寝てもらい、もう1群は最初の晩は薄暗い照明、2晩目は明るい照明の下で寝てもらいました。その結果、本来睡眠中は副交感神経が優位になるのに、明るい照明下では交感神経が優位になって心拍数も上がりました。つまり、寝室はできるだけ暗くしたほうがよいということになります。

また台湾の国立チェンクン大学の研究では、高齢者の睡眠の質を高めるのに、音楽が有効であると発表しています。その結論は、就寝時に音楽を聞いていると、聞かないよりも睡眠の質が有意に高いことが明らかになるということで、音楽を聞く習慣を4週間続けると有効性が高まるということです。なお聞く音楽は、リズミカルな音楽よりも落ち着いた音楽のほうがよいそうです。

就寝する1時間くらい前になったら、テレビを消して、CDなどで自分の好きな音楽を聞いてから寝ると、よく眠れるようになるかもしれません。その際、就寝後にCDプレイヤーのスイッチが切れるようにタイマーをセットしておきましょう。

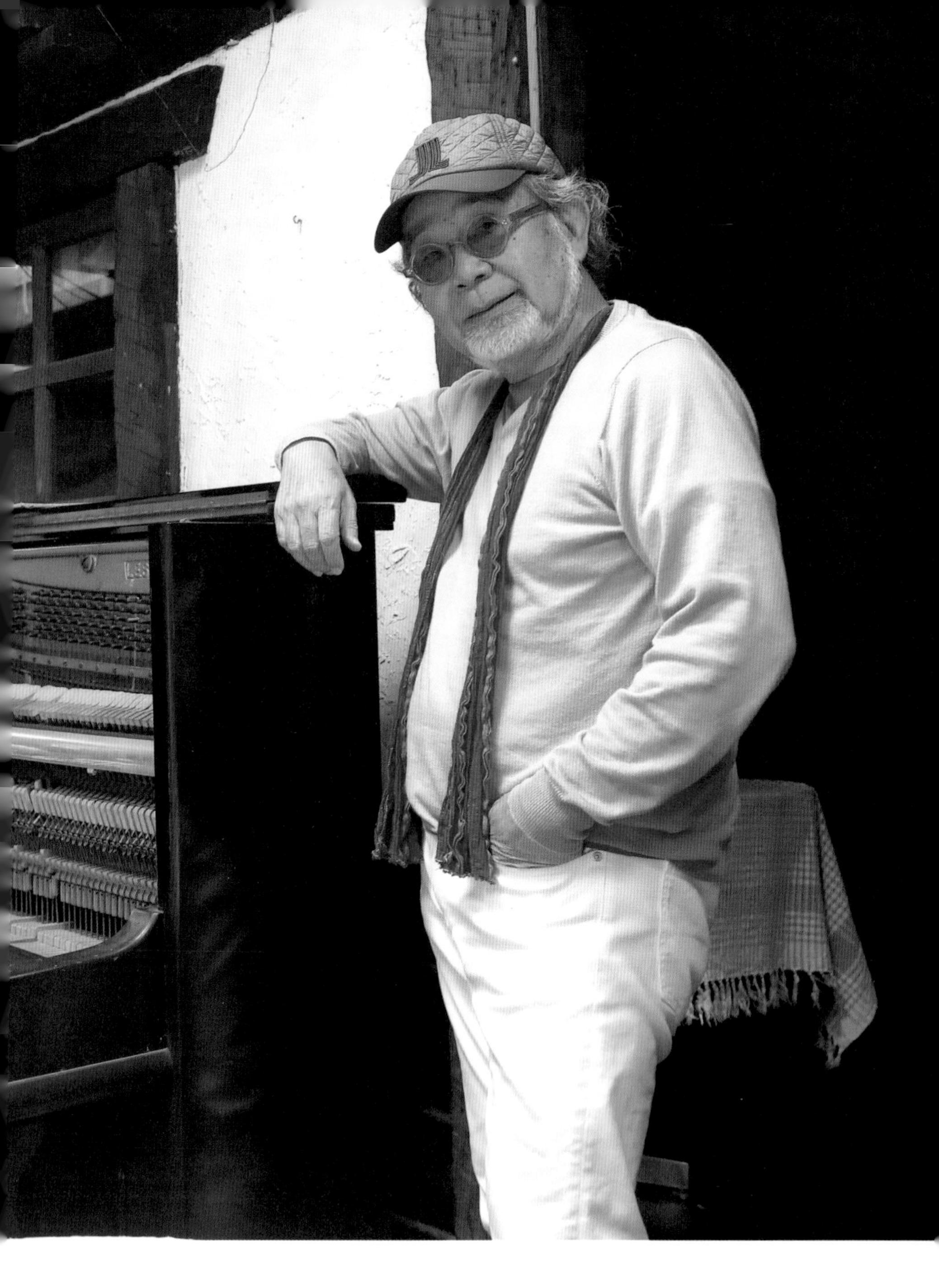

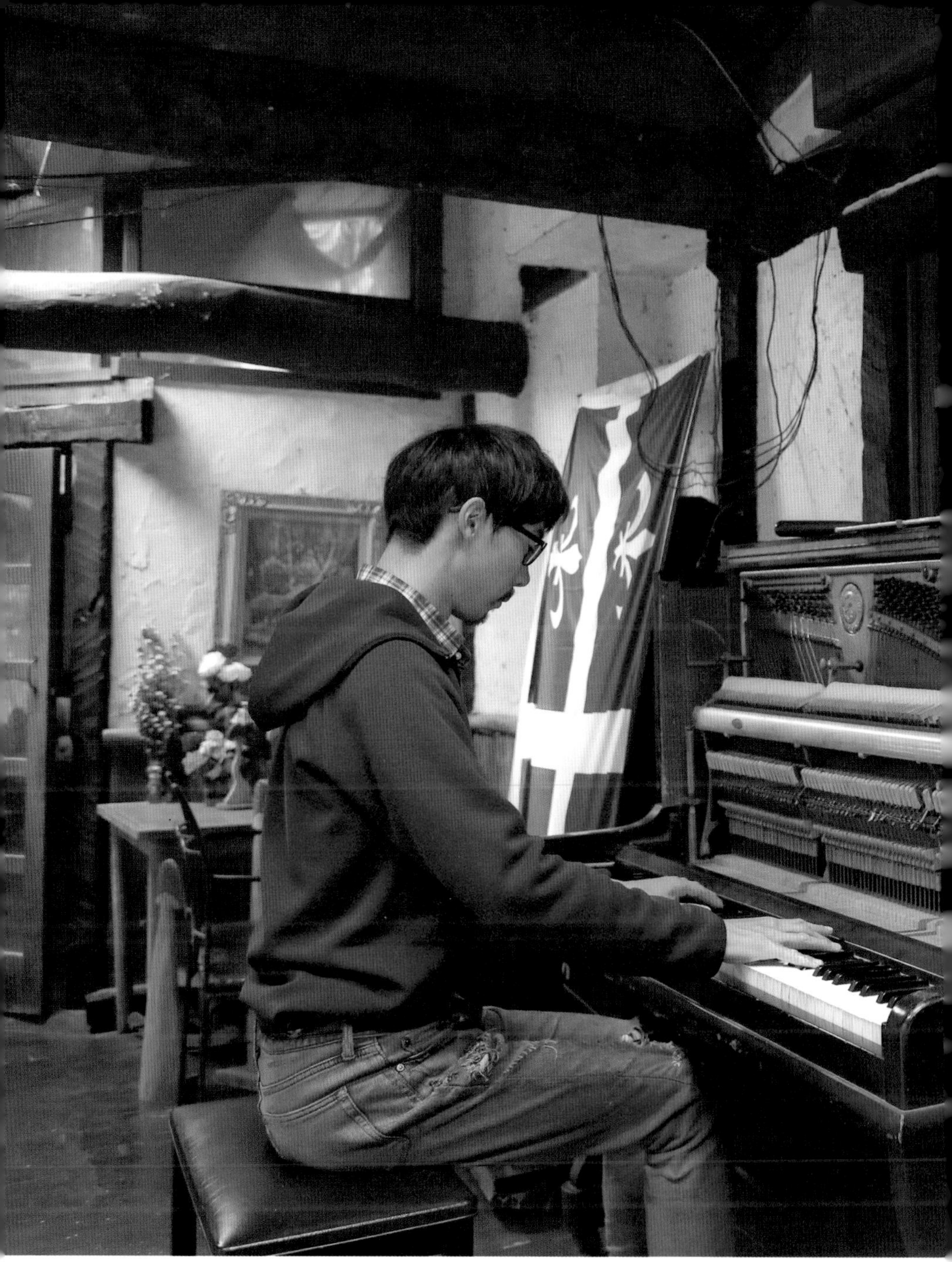

よい音楽を聞く習慣が良質の睡眠をもたらす（ピアノ演奏は川上槙二郎氏、YouTubeにも演奏がアップされている）

日中の適度な疲れが睡眠の質を高める

日中疲れるような活動をしていないと、夜になっても体が疲れていないので眠れなくなってしまいます。とくに家の中でばかり過ごしていると、どうしても日中の活動量が低下しがちになるので、前述の朝のウォーキングをはじめ、買い物に行くなど、昼間は積極的に活動したほうが眠りやすくなります。

また昼寝をするのも、睡眠の質を悪くします。睡眠のリズムを正しい時間に戻そうと思ったら、昼寝をしないことが重要です。ただ眠くてどうしようもない場合、20分以内の昼寝なら、夜の睡眠を妨げないといわれています。僕は昼寝をするときは、コーヒーを飲んでアラームをセットして20分で起きるようにしています。

また、お風呂は就寝1時間くらい前にすませましょう。眠くなるときは深部体温がだんだん下がっていき睡眠のスイッチが入るので、寝る直前に深部体温を上げてはいけないのです。さらに、寝る直前に食事をすると、胃腸が活動して深部体温が上がるので、眠れない原因になります。深部体温を上げないためには、就寝の3時間以上前に夕食をすませるようにしましょう。

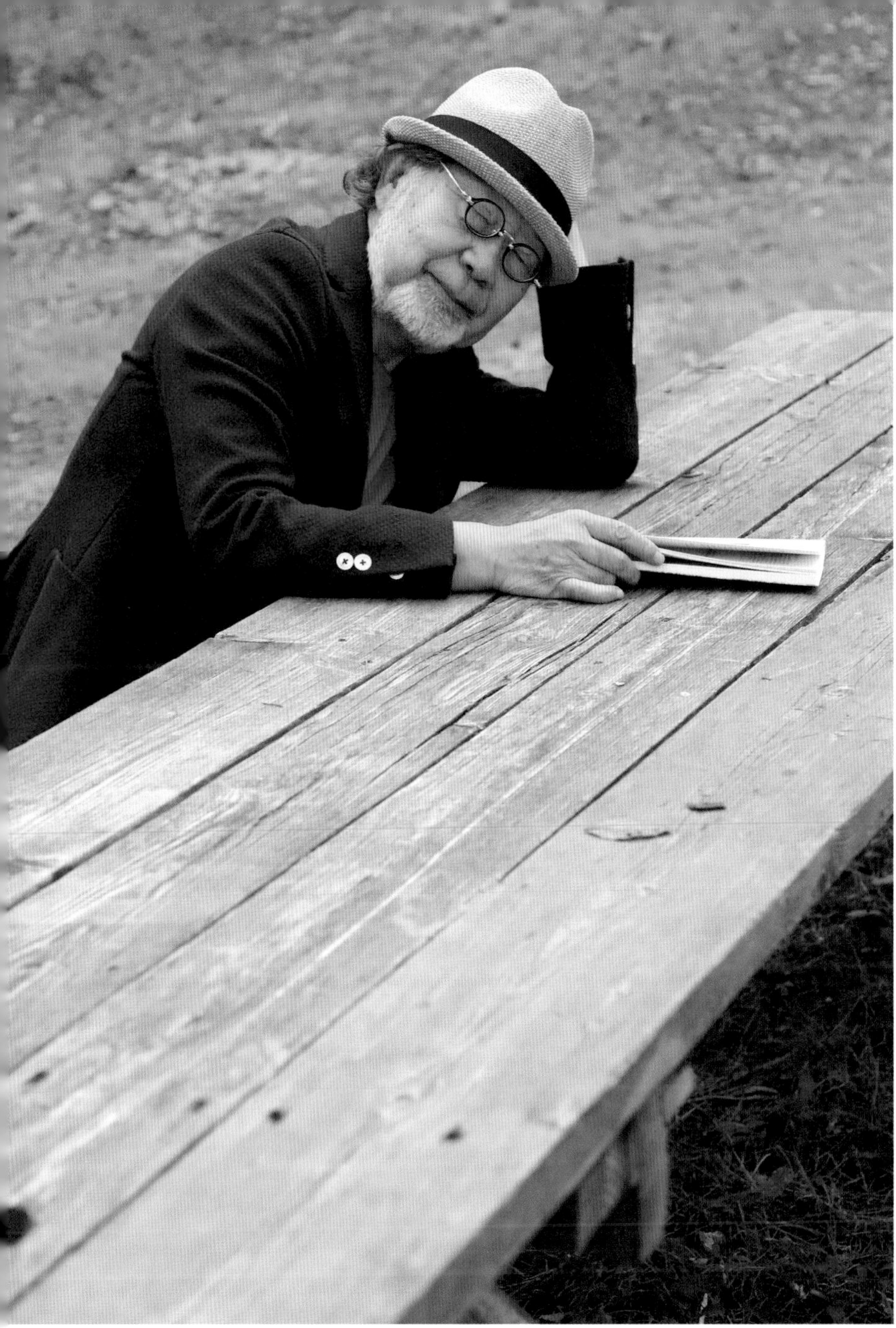

20分以内の昼寝なら夜の睡眠を妨げない

早く起きたら「朝活」も実践しよう

脳には夜向いている働きと、朝向いている働きがあります。夜は感情が優位に立つので、あまり理詰めに考えないこと。しかし睡眠によって情報や記憶、感情を整理する働きが発揮されるので、朝起きると頭の中で情報が整理されていることがよくあります。一方、朝は論理的な思考が得意なので、新聞や本を読んで内容を深く考えたりするのに向いています。そこで、よく眠れるようになったら、朝早く起きて、朝の時間を読書などのために有効に使ってみてはいかがでしょうか。

その際、ただ本を読むだけでなく、自分の頭で考えることが大事。思考や推理、知覚、運動などの中枢がある大脳皮質を鍛えるには、情報をインプットするだけでなく、アウトプットすることが効果的といわれています。頭の中で考えるだけでもいいのですが、より一歩進んで、読書の感想を文章にまとめたり、仲間や家族に話したりするともっと効果があります。たとえば哲学書や歴史書など、今まで読んでこなかったジャンルにチャレンジしたり、日々の出来事をエッセイのように書いたりすれば、脳の活性化にもつながります。僕の本づくりは朝です。

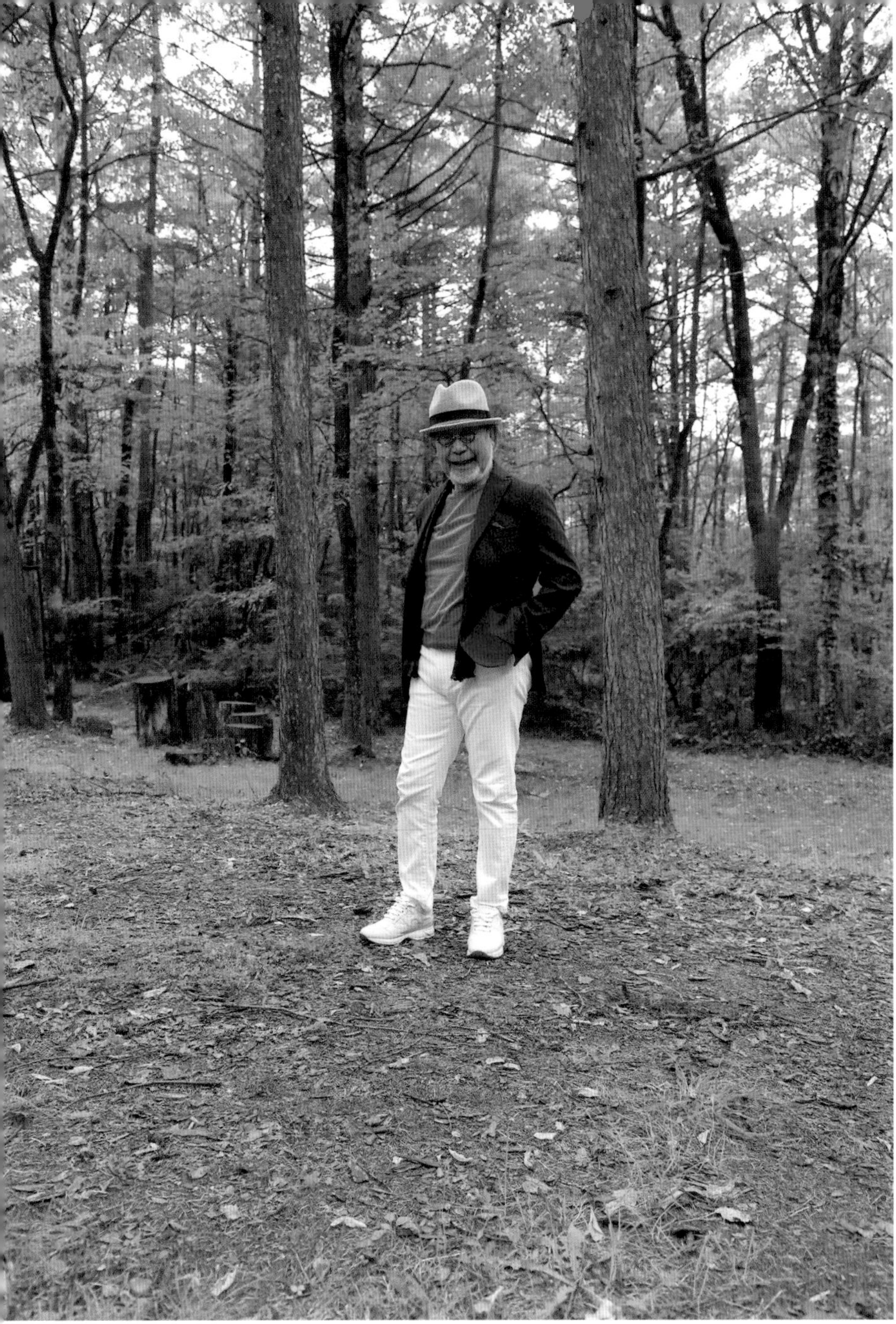

自然の中を散歩するとリラックスできて運動にもなるので眠活におすすめ

あとがき

70歳でも骨折する人がいる一方、80歳でも毎日元気に歩いている人もいます。この差は筋肉と骨が鍛えられているかどうかによって決まります。60歳を過ぎたら、筋肉や骨は意識的に鍛えておかないと、どんどん弱くなっていきます。とくに大事なのは筋肉を鍛える筋トレで、本書の筋活レシピ19のうち毎日3種類くらいやっていれば、誰でも90歳になって1人でレストランに行って食事を楽しむための筋力がつくでしょう。

本書は60代以降を毎日元気で暮せるように「5つの活」を章ごとにまとめました。なかでも一番大事なのが「筋活・骨活」です。さらに、免疫力を高めて病気を遠ざける「腸活」、ボケないための「脳活」、心筋梗塞などの突然死を防ぐ「脈活」、心身を休めるための「眠活」を合わせて実践していただければ、介護保険のお世話にならず、90歳の壁を元気に超えること

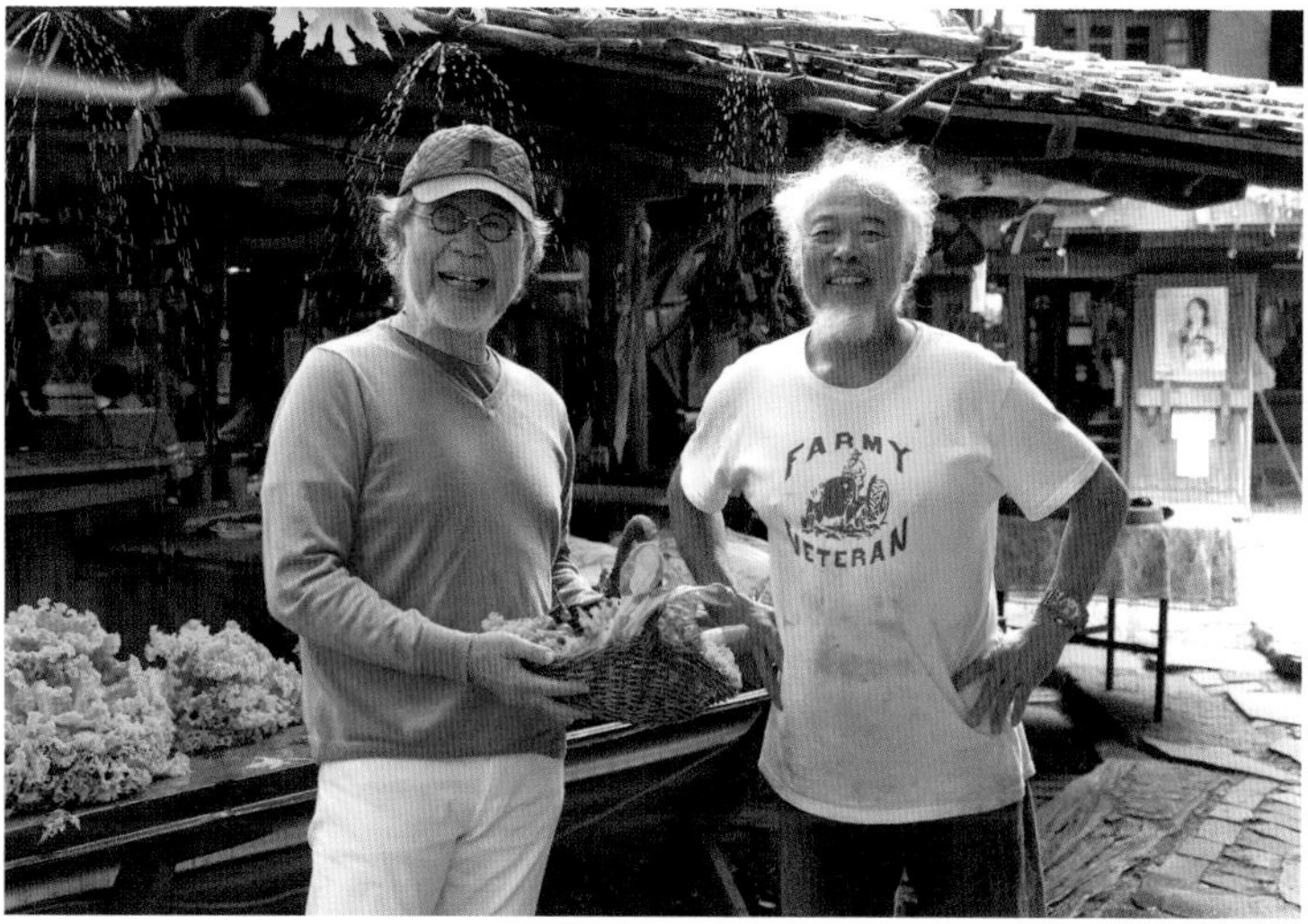

本書の撮影に多大な協力をいただいたカナディアンファームの創始者であり、
鎌田先生の盟友でもあるハセヤンこと長谷川豊氏と

ができるでしょう。

本書は前著『60代からの鎌田式ズボラ筋トレ』と同じメンバー、企画・編集が加藤紳一郎さん、ライターが福士斉さん、そして写真撮影が渡辺七奈さんです。

その他、カナディアンファームのハセヤンをはじめ、筋トレを監修してくださった「UTOPIAN」代表 長谷川観氏など、たくさんの人の協力で本書ができあがりました。ここで感謝を申し上げます。

鎌田 實（かまた・みのる）

1948年、東京都生まれ。1974年、東京医科歯科大学医学部卒業。1988年、諏訪中央病院院長に就任。地域と一体になった医療や、食生活の改善・健康への意識改革を普及させる活動に携わる。2005年より同病院名誉院長。チェルノブイリ原発事故後の1991年より、ベラルーシの放射能汚染地帯へ医師団を派遣し、医薬品を支援。2004年からイラクの4つの小児病院へ医療支援を実施、難民キャンプに5つのプライマリ・ヘルス・ケア診療所をつくった。国内の活動としては、東北をはじめとする全国の被災地に足を運び、講演会、支援活動を行っている。近年は、健康づくり、介護をテーマとした講演会が増えている。近著に『疲れない 太らない ボケない 60代からの鎌田式ズボラ筋トレ』（エクスナレッジ）をはじめ、『奇跡の鎌田式ウォーキング』（家の光協会）、『60歳からの「忘れる力」』（幻冬舎）など。

鎌田 實 オフィシャルウェブサイト　http://www.kamataminoru.com

介護の世話にならない
鎌田式「90歳の壁」を
元気に乗り越える5つの極意

2023年 3 月31日　初版第一刷発行
2023年 5 月22日　　第三刷発行

著者
鎌田 實

発行者
澤井聖一

発行所
株式会社エクスナレッジ
〒106-0032 東京都港区六本木7-2-26
https://www.xknowledge.co.jp/

問合先
編集 TEL.03-3403-6796 FAX.03-3403-0582
販売 TEL.03-3403-1321 FAX.03-3403-1829
info@xknowledge.co.jp